AF401791

Paris. — Imprimerie de RIGNOUX, Imprimeur de la Faculté de Médecine,
rue Monsieur-le-Prince, 31.

DU

# TRAITEMENT HYDROTHÉRAPIQUE

DES

# FIÈVRES INTERMITTENTES

## DE TOUS LES TYPES ET DE TOUS LES PAYS,

RÉCENTES OU ANCIENNES ET REBELLES ;

PAR

## Louis FLEURY,

Médecin de l'Empereur,
Professeur agrégé à la Faculté de Médecine de Paris,
Membre correspondant de l'Académie royale de Médecine de Belgique,
Chevalier de la Légion d'Honneur,
Commandeur de la Couronne de Chêne (Pays-Bas),
Chevalier de l'Ordre de Léopold (Belgique),
de l'Ordre du Sauveur (Grèce), etc.

« Ceci est d'un grand intérêt pour l'administration des hôpitaux militaires. »
(NAPOLÉON III.)

« M. Fleury a raison sur tous les points. »
(Maréchal SAINT-ARNAUD.)

PARIS.

LABÉ, ÉDITEUR, LIBRAIRE DE LA FACULTÉ DE MÉDECINE,
PLACE DE L'ÉCOLE-DE-MÉDECINE.

1858
1857

# A MM. LES MEMBRES

## DU CONSEIL DE SANTÉ DES ARMÉES.


Mes chers Confrères,

Je vous ai dit en 1854 : «En proclamant que l'*on ne citerait pas une médication qui, par une fortune non prévue et un succès réel, ait infirmé vos jugements,* vous vous exposez à voir le traitement des fièvres intermittentes par les douches froides *infirmer votre assertion.* »

Je vous devais la justification de cette prédiction....., et je vous l'apporte.

Puissiez-vous la recevoir avec autant de plaisir que j'en éprouve à vous l'offrir (1).

L. FLEURY.


Bellevue, ce 15 octobre 1857.


(1) Le Conseil de santé des armées était composé, en 1854, de MM. les D<sup>rs</sup> Bégin, président; Vaillant, Baudens, Lévy, Maillot, Thiriaux, membres; Judas, secrétaire.

En réunissant et en coordonnant, dans ce livre, les documents que j'ai publiés depuis dix ans, dans divers recueils périodiques, sur le traitement hydrothérapique des fièvres intermittentes, et en leur adjoignant plusieurs pièces et observations inédites, je me suis proposé :

1° De vulgariser, de propager, par une publication complète et méthodique, un mode de traitement qui réalise un remarquable progrès pour la science, un précieux bienfait pour l'humanité, et un important service pour l'administration publique.

2° De fournir aux hommes de science, éclairés et honnêtes, un ensemble de faits propre
à fixer leurs convictions, à l'égard d'une question qui intéresse également la Physiologie,
la Pathologie et la Thérapeutique.

3° De montrer, par un nouvel exemple, à
ceux que leur mauvais Génie pousse vers la
recherche de l'inconnu, ce qu'il faut de pa-
tience, de résignation, de persévérance, d'a-
mour pour la vérité et le progrès, de dévoue-
ment au bien public, pour faire prévaloir une
découverte, et vaincre, d'une part, l'inertie
de l'indifférence, du scepticisme, de la routine ; d'autre part, les obstacles suscités par
les préjugés, l'envie, les intérêts froissés, les
amours-propres blessés, etc.

4° De prouver, une fois de plus, que les
corps savants ou administratif OFFICIELS, *académies, conseils, comités*, etc., sont, dans la
grande majorité des cas, l'entrave la plus

malfaisante que rencontre, sur sa route, le progrès scientifique et social.

J'ai suivi, dans la distribution de mes matériaux, l'ordre chronologique. L'exposé historique de la question, et l'enseignement qui en découle, ne pouvaient être nettement tracés qu'à cette condition; la démonstration scientifique n'y a rien perdu, et la lecture du livre en est devenue peut-être plus facile et moins monotone.

Bellevue, 15 octobre 1857.

# DU TRAITEMENT HYDROTHÉRAPIQUE

## DES

# FIÈVRES INTERMITTENTES

### DE TOUS LES TYPES ET DE TOUS LES PAYS,

#### RÉCENTES OU ANCIENNES ET REBELLES.

En 1847, dès mes premiers travaux sur l'hydrothérapie, et après avoir découvert la remarquable
action résolutive exercée par les douches froides sur
le foie congestionné, je pensai que des douches spléniques exerceraient sur la rate un effet semblable
à celui des douches hépatiques sur le foie, et que
l'hydrothérapie rendrait probablement de bons services dans le traitement des fièvres intermittentes.

Sous l'empire de cette préoccupation, logique-
ment déduite de faits antérieurement observés, et
s'appuyant sur des analogies capables de servir de
base à une médication rationnelle, je me livrai à des
recherches bibliographiques très-étendues, pour
m'assurer si déjà quelques tentatives n'avaient pas
été faites dans cette direction, et voici quels furent
les résultats de mes investigations.

L'idée de faire intervenir les applications extérieures d'eau froide dans le traitement des fièvres

intermittentes paraît appartenir à Currie, dans l'ouvrage duquel l'on trouve les documents suivants.

Currie établit d'abord, d'une manière générale, que les *affusions froides*, lesquelles consistent à verser sur le malade vingt pintes d'eau saturée de sel, à la température de 66° Fahr. (18° 5 centigr.), sont utiles dans les maladies fébriles, et spécialement dans les fièvres graves ; il considère comme le moment le plus opportun pour pratiquer l'affusion soit celui où l'exacerbation est à son maximum, soit celui qui correspond au commencement de la rémission ; il assure que des accidents graves (*petitesse, intermittence et extrême fréquence du pouls ; syncope, suspension de la respiration*, etc.), que la mort, peuvent être le résultat d'une affusion faite pendant la période algide, pendant que le malade a du frisson ou accuse une sensation de froid, et cela alors même que le thermomètre indique une température animale égale ou supérieure à la température normale. En dehors du frisson et de la sensation de froid, il ne faut avoir recours aux affusions que si la température du corps est augmentée, et la transpiration cutanée insensible (1).

Pour justifier ses assertions, Currie rapporte une observation dans laquelle on voit qu'une affusion froide ayant été pratiquée, pendant le stade de froid, sur un malade atteint de fièvre intermittente tierce,

---

(1) Currie, *Medical reports on the effects of water cold and warm*, t. I, p. 17-19 ; London, 1805.

il en résulta des accidents très-graves, qui inspi-
rèrent de sérieuses inquiétudes (*frisson intense,
pouls petit et fréquent, extrémités froides et contractées, froid glacial de toute l'enveloppe cutanée,
battements du cœur faibles et tumultueux, suspension de la respiration pendant plusieurs minutes*) (1).

Currie nous apprend ensuite qu'il a souvent eu
recours aux affusions froides *pendant le stade de
chaleur des fièvres intermittentes*, et que sous leur
influence, il a toujours vu l'accès se terminer immédiatement; «*mais*, ajoute-t-il, *si aucun remède
n'était prescrit pendant l'apyrexie, la fièvre reparaissait, en général, à son temps ordinaire*. QUELQUEFOIS
CEPENDANT LES ACCÈS SUIVANTS ONT ÉTÉ PRÉVENUS
PAR DES AFFUSIONS PRATIQUÉES ENVIRON UNE HEURE
AVANT L'ÉPOQUE PRÉSUMÉE DE LEUR RETOUR, ET LA
MALADIE A ÉTÉ COMPLÉTEMENT GUÉRIE APRÈS QUATRE
OU CINQ AFFUSIONS DE CE GENRE » (2).

Je signale ce dernier passage à l'attention du lecteur.

Quant à des observations, Currie *n'en rapporte
qu'une seule;* on va juger de sa valeur.

Anne Hall, âgée de **22** ans, est admise à l'hôpital le **19** juillet
**1792**, pour une fièvre intermittente quotidienne, ayant trois
mois de durée. La malade a pris du quinquina à plusieurs reprises, mais l'état des voies digestives n'a point permis d'administrer des doses assez élevées pour être efficaces. On prescrit
l'émétique, et, au début du stade de chaleur, on donne **20** gouttes

---

(1) *Loc. cit.*, p. 37, 38.
(2) *Loc. cit.*, p. 39.

de teinture d'opium. Pendant l'apyrexie, la malade prend autant de quinquina que le lui permet son estomac. Ce traitement est continué sans succès pendant quatorze jours; les accès sont quotidiens, mais irréguliers; le quinquina est constamment rejeté par le vomissement aussitôt qu'on élève la dose. Le 8 août, deux heures avant le retour présumé de l'accès, on pratique une affusion froide; l'accès ne vient point. On administre le quinquina à dose plus élevée; le médicament est toléré. Le 9, point d'accès. Le 10 août, deux heures plus tard que de coutume, il survient un accès d'une violence insolite. Une affusion froide pratiquée pendant le stade de chaleur amène une rémission instantanée. De ce jour, la fièvre ne reparaît plus. (*Loc. cit.*, p. 31, 32.)

Quelle conclusion tirer de ce fait? On a eu recours simultanément au quinquina et à deux affusions froides; de celles-ci, l'une a été pratiquée pendant l'apyrexie, l'autre pendant le stade de chaleur. A qui appartient la guérison?

Giannini a également appliqué l'eau froide au traitement des fièvres intermittentes, et il est beaucoup moins laconique que Currie; il entre dans de longs détails, rapporte quinze observations, et substitue à l'affusion l'*immersion,* laquelle consiste à plonger le malade dans un bain froid, pendant un espace de temps qui varie entre cinq et quinze minutes.

Les propositions auxquelles le célèbre praticien de Milan a été conduit par ses recherches sont les suivantes :

1° L'immersion froide, pratiquée pendant le stade de chaleur, produit une rémission immédiate.

Un jeune homme est plongé dans un bain froid pendant le stade de chaleur d'un violent accès de fièvre intermittente tierce. Au bout d'une minute, la rémission se manifeste; après cinq minutes, la sensation de froid devenant incommode, le malade est reporté dans son lit, où il éprouve le sentiment d'un bien-être complet. Le pouls est descendu de 94 à 73 pulsations, la respiration est naturelle, la peau fraîche; pas de sueur (1).

2° La rémission a lieu non-seulement dans les accès de fièvre intermittente simple, mais encore dans ceux de fièvre pernicieuse accompagnée d'accidents graves, tels que délire furieux, vomissements violents, convulsions, etc. (2).

3° L'immersion froide établit la périodicité dans les fièvres intermittentes irrégulières, pseudo-continues, larvées, et permet ainsi d'administrer avec succès le quinquina.

4° L'immersion froide favorise, augmente l'action curative du quinquina; des fièvres qui avaient résisté à ce médicament ont guéri dès que le bain froid lui eut été associé.

5° Lorsque l'état des voies digestives ne permet point d'administrer des doses suffisantes de quinquina, lorsque le médicament est obstinément rejeté par le vomissement, l'immersion froide apaise l'irritation gastro-intestinale et amène la tolérance.

6° Enfin l'immersion froide est le remède de l'accès, mais le quinquina reste celui de l'intermit-

---

(1) Giannini, *della Natura delle febbri,* etc., t. I, p. 55-60; Milan, 1805.
(2) *Loc. cit.*, p. 61 et suiv.

tence; *l'usage exclusif de l'immersion ne guérit point la fièvre intermittente.*

A l'appui de cette dernière proposition, Giannini rapporte trois observations dans lesquelles on voit que 4 immersions d'une part, 8 de l'autre, et 7 de la troisième, n'ont point fait cesser des fièvres intermittentes tierce, quotidienne et quarte, lesquelles ont cédé à une ou deux prises de quinquina (1).

Telles sont les doctrines de Giannini; il y a lieu de s'étonner qu'elles n'aient point été prises en considération, et soumises à une nouvelle expérimentation, par les médecins qui, dans ces dernières années, se sont occupés des fièvres intermittentes.

Remarquons que Giannini n'a jamais eu recours aux immersions froides pendant l'apyrexie, et que ce n'est qu'à l'immersion pratiquée pendant le stade de chaleur de l'accès que s'adressent ces paroles : *L'usage exclusif du bain froid ne guérit point la fièvre intermittente.*

Il faut maintenant arriver jusqu'à l'hydrothérapie empirique pour retrouver l'eau froide appliquée au traitement des fièvres intermittentes, et voici ce que nous apprend à cet égard Schedel.

«Il y a quelques années, Priessnitz paraît avoir cherché à guérir la fièvre intermittente en procédant à des transpirations plus ou moins prolongées chaque matin, et en donnant ensuite les ablutions

---

(1) *Loc. cit.*, p. 64-67.

froides ou le grand bain. Actuellement il paraît avoir changé de méthode, et le traitement se divise en deux périodes : celui de l'intervalle des paroxysmes et celui de l'accès lui-même. »

Le traitement de l'accès consiste en frictions avec le drap mouillé pendant le stade de froid ; emmaillottement dans le drap mouillé, fréquemment renouvelé, pendant le stade de chaleur ; des ablutions générales, ou des frictions dans un bain partiel, terminent l'opération.

Le traitement mis en usage dans l'intervalle des paroxysmes diffère peu du précédent : chaque matin, emmaillottement dans le drap mouillé ; frictions dans un bain partiel lorsque la chaleur est rétablie ; ceinture excitante placée autour de l'épigastre et des hypochondres ; eau froide à l'intérieur, à haute dose ; exercice ; quelquefois des immersions dans le grand bain et des lavements froids (1).

Ce traitement, on le voit, est celui auquel Priessnitz soumettait la presque généralité de ses malades. Quelle est son efficacité ? Schedel n'a vu, à Græfenberg, que trois personnes atteintes de fièvre intermittente. Une jeune femme ayant une fièvre tierce était traitée sans succès depuis six semaines ; la rate était encore fortement tuméfiée. Un autre malade fut guéri d'une fièvre quotidienne au bout de deux mois (2). Le troisième malade, atteint d'une affec-

____

(1) Schedel, *Examen clinique de l'hydrothérapie*, p. 191-193 ; Paris, 1845.

(2) *Loc. cit.*, p. 193, 194.

tion chronique des voies digestives et d'un engorgement considérable de la rate, fut pris d'une fièvre tierce après un mois de séjour à Græfenberg ; les accès résistèrent pendant quatre mois à l'hydrothérapie, et ne disparurent qu'après une abondante hématémèse survenue au sortir d'un bain froid (1).

Schedel rapporte ensuite neuf observations empruntées au D<sup>r</sup> Fritz, médecin de l'hôpital militaire d'Inspruck, et au D<sup>r</sup> Weisse (2). L'une est un exemple de variole précédée de quelques phénomènes intermittents (obs. 5), et deux autres nous montrent des affections complexes : fièvre tierce accompagnant une éruption *herpétique* générale, avec tuméfaction des ganglions cervicaux, et disparaissant au bout de dix jours (obs. 7) ; fièvre quarte d'abord, tierce ensuite, accompagnant une affection gastro-hépatique chronique, résistant pendant deux mois à l'hydrothérapie, et disparaissant après l'évacuation de nombreux calculs biliaires (obs. 8).

Six faits seulement appartiennent donc à des fièvres intermittentes proprement dites, et voici ce qu'ils nous présentent :

1° Un malade affecté de fièvre tierce est traité sans succès pendant deux mois ; on est obligé de recourir au sulfate de quinine (obs. 4).

2° Un malade est guéri d'une fièvre quotidienne en dix jours, mais il avait pris du sulfate de qui-

---

(1) *Loc. cit.*, p. 203, observ. 10.
(2) *Loc. cit.*, p. 191-203.

nine pendant les deux jours qui avaient précédé l'application du traitement hydrothérapique (obs. 2).

3° Deux malades affectés de fièvre quotidienne sont guéris, l'un au bout de neuf jours (obs. 1), l'autre au bout de dix (obs. 3).

4° Un malade affecté de fièvre tierce est guéri au bout de quatorze jours (obs. 6).

5° Enfin une malade atteinte depuis dix mois d'une fièvre quarte est guérie au bout de trois mois, par un emmaillottement très-prolongé et une transpiration excessive (obs. 9).

Voilà ce que nous avons trouvé dans l'ouvrage de Schedel : on comprendra dès lors facilement la réserve que cet habile et judicieux médecin a mise dans ses conclusions ; on comprendra qu'en présence de faits aussi peu nombreux, aussi peu concluants, pour la plupart, Schedel conseille aux praticiens de s'en tenir aux moyens que possède la science, et de ne considérer l'hydrothérapie que comme une de ces ressources *ultimes* auxquelles il n'est permis d'avoir recours que lorsque la thérapeutique ordinaire a été infructueusement épuisée (1).

M. Scoutetten ne fait aucune mention des fièvres intermittentes (2), non plus que M. Engel (3) ni M. Lubanski (4).

---

(1) *Loc. cit.*, p. 205, 206.

(2) Scoutetten, *De l'Eau sous le rapport hygiénique et médical, ou de l'hydrothérapie ;* Paris, 1843.

(3) Engel, *De l'Hydrothérapie*, etc. ; Paris, 1840.

(4) Lubanski, *Études pratiques sur l'hydrothérapie ;* Paris, 1847.

M. Baldou s'exprime ainsi à ce sujet :

«La question de l'opportunité et de l'efficacité des applications hydrothérapiques, dans les cas ordinaires de fièvres intermittentes, ne me paraît pas résolue. Les auteurs des ouvrages qui traitent de la méthode citent fort peu d'exemples de ce genre, et les quelques observations qu'on y trouve sont si incomplètes et d'une nature si peu scientifique, qu'il est impossible d'en tirer aucune conclusion ni aucun enseignement. Les quelques essais que j'ai tentés ont eu des résultats variables, et me laissent dans la croyance que, pour arrêter une fièvre intermittente, le sulfate de quinine reste jusqu'ici le meilleur spécifique. Pourtant je conseillerai l'emploi de la méthode hydrothérapique, dans les cas qui se montreront rebelles à l'usage du spécifique indiqué » (1).

Telles sont les données que me fournirent mes recherches bibliographiques; elles ne jetaient qu'un bien faible jour sur la question, mais je n'en persistai que davantage dans mon projet de traiter les fièvres intermittentes par les douches froides, et, en y réfléchissant, je crus entrevoir qu'il fallait s'éloigner également des errements de Giannini et de ceux des hydriatres empiriques, mais tenir compte de cette assertion de Currie :

*Quelquefois les accès ont été prévenus par des af-*

---

(1) Baldou, *Instruction pratique sur l'hydrothérapie* ; Paris, 1846.

*fusions pratiquées une heure avant l'époque présu-
mée de leur retour, et la maladie a été complètement guérie après quatre ou cinq affusions de ce
genre.*

Une très-belle occasion d'expérimenter l'hydrothérapie, dans les conditions les plus décisives, ne
tarda pas à se présenter. Vers l'automne de 1847,
il se manifesta à Bellevue, à Meudon et au Bas-
Meudon, une endémo-épidémie de fièvres intermittentes qui sévirent principalement sur les ouvriers,
sur la population indigente, et qui furent fréquemment accompagnées de symptômes graves : délire,
vomissements, etc.

Parmi les individus atteints, les uns, sur mes
instances, se décidèrent à recourir immédiatement
à l'hydrothérapie; les autres, moins confiants ou
plus timorés, suivirent les errements ordinaires.
Les premiers furent TOUS rapidement et radicalement guéris; pas une seule fièvre intermittente récente, et traitée dès le troisième ou le quatrième
accès, ne résista à la bienfaisante influence de
l'eau froide. La plupart des seconds virent leur maladie déjouer toutes les ressources de la thérapeutique classique, toutes les doses de sulfate de quinine, toutes les préparations de quinquina, et ce
ne fut qu'après avoir épuisé le contenu de leur
bourse et de l'officine du pharmacien, qu'ils fini-
rent par où les autres avaient commencé. Le succès de l'hydrothérapie n'en fut pas moins *constant ;*

toutes ces fièvres intermittentes anciennes, rebelles au quinquina, ayant donné lieu à un état cachectique grave, à une anémie profonde, à une intumescence considérable de la rate, du foie, furent véritablement *jugulées* par quelques douches.

Après les malades, vint le tour du médecin qui n'avait pu les guérir, et voici comment s'est exprimé, à cet égard, M. le D<sup>r</sup> Baud, qui était, à cette époque, l'un des médecins de la localité :

«Pendant l'été très-chaud de 1847, la commune de Meudon, où j'exerçais alors la médecine, fut soumise à une épidémie de fièvres et de diverses affections paludéennes, dont toutes les phases furent évidemment calquées sur celles de l'abaissement de niveau, par évaporation, des nombreux étangs disséminés sur le territoire de la commune. Bien rares et bien privilégiés furent les malades qui n'eurent pas à lutter, par d'incessants retours à l'usage du sulfate de quinine, contre les incessantes récidives d'une fièvre incoercible.

«Je ne fus pas de ce petit nombre; et pourtant c'est avec une consciencieuse vigueur que je m'étais administré le spécifique au début, aussi bien que dans les rechutes multipliées d'une fièvre tierce qui m'enlevait à mes malades au moment où je leur étais le plus nécessaire.

«A bout de moyens, lisant le fatal : *Medice, cura te ipsum !* sur la figure des nombreux récidivés qui gémissaient autour de moi de l'impuissance du quinquina, j'eus recours aux douches froides, moins désireux encore d'obtenir ma guérison définitive que de faire jouir mes compagnons d'infortune du résultat de ma tentative, si elle réussissait. *Une seule douche*, prise au moment même du début d'un accès qui s'annonçait très-intense, suffit pour me guérir sans retour» (1)!

Le traitement que j'opposai à toutes ces fièvres fut institué de la manière suivante:

La fièvre était abandonnée à elle-même pendant quelques jours, afin d'en bien constater le type et les caractères.

Aucun autre agent que l'eau froide ne fut mis en usage, soit pendant les accès, soit pendant l'apyrexie.

La médication consista exclusivement en douches froides générales et en douches locales, spléniques ou hépatiques, suivant les circonstances, *administrées une demi-heure avant le retour présumé des accès*, et matin et soir, pendant les jours d'apyrexie.

*Dix malades furent soumis à ce traitement; — dix malades furent guéris.*

Au mois de septembre de la même année 1847, je fus appelé, en ma qualité d'agrégé, à suppléer M. le professeur Bouillaud à l'hôpital de la Charité. Un malade atteint, depuis deux mois, d'une fièvre

---

(1) Baud, *Nouveau mode de traitement des maladies périodiques*, p. 5; Paris, 1850.

intermittente rebelle contractée en Sologne, est admis dans mon service le 5 octobre ; la fièvre, abandonnée à elle-même pendant huit jours, présente le type quotidien parfaitement régulier. Une première douche est administrée le 13 ; un dernier accès, très-léger, a lieu le 17, et le malade sort complétement guéri le 24.

Ces faits me parurent dignes d'être signalés à l'attention du public médical ; ils furent exposés, avec tous les détails convenables, dans un mémoire que je présentai à l'Académie des sciences le 7 *février* 1848, et que j'insérai bientôt après dans les *Archives générales de médecine* (1).

Ces faits, reproduits pour la plupart, en 1852, dans mon *Traité d'hydrothérapie*, sont les suivants :

OBSERVATION I. — *Fièvre quotidienne ; huit accès ; guérison après la 3ᵉ douche.* — Joseph Glézy, âgé de 18 ans, habite Bellevue depuis le printemps ; il est domestique chez M. Damainville, référendaire à la Cour des comptes.

D'une constitution robuste, n'ayant jamais été malade, Joseph Glézy est pris tout à coup de frisson le 21 août 1847, à midi ; il survient ensuite de la chaleur, de la sueur, et l'accès se termine vers six heures du soir. Les mêmes accidents se reproduisent les jours suivants, et je suis appelé, le 28 août, auprès du malade, que je trouve couvert de sueur et se plaignant d'un mal de tête très-violent. Voici ce que je constate :

La fièvre est quotidienne et parfaitement régulière ; le frisson n'est ni très-intense ni très-long, et il n'est pas accompagné de

---

(1) L. Fleury, *des Douches froides appliquées au traitement de la fièvre intermittente*, in *Arch. gén. de méd.* ; t. XVI, p. 289 ; 1848.

claquement des dents; les stades de chaleur et de sueur sont très-prononcés, et, pendant toute leur durée, le malade éprouve une céphalalgie atroce, qui lui arrache des cris aigus, et, détermine parfois une grande agitation et un peu de délire. La durée totale de l'accès est d'environ six heures. Pendant l'apyrexie, le malade éprouve une céphalalgie qui, bien que beaucoup moins intense que celle de l'accès, ne laisse pas de lui être très-pénible; il a du malaise, de la courbature; l'anorexie est à peu près complète; la région splénique est légèrement douloureuse à la pression; la rate est volumineuse; elle a **14** centimètres et demi dans son diamètre vertical.

**29** août. A dix heures du matin, Glézy reçoit une douche en pluie et la douche locale splénique; il les supporte sans répugnance; la réaction est énergique et très-prompte; le malade se rhabille rapidement, et va faire une promenade d'une demi-heure.

**30** août. L'accès a commencé à une heure, et s'est terminé vers quatre heures; le frisson a été très-léger, la chaleur moins forte, la sueur moins abondante; mais ce qui a surtout frappé le malade, c'est l'intensité beaucoup moindre de son mal de tête; la rate n'a plus que **12** centimètres. — Seconde douche à onze heures.

**31** août. L'accès s'est montré à une heure et demie; frisson très-léger et très-court, chaleur peu intense, presque plus de céphalalgie; le malade se sent plus fort, l'appétit est revenu; la rate a **11** centimètres. — Troisième douche à onze heures.

1<sup>er</sup> septembre. La fièvre n'a pas reparu; Glézy se sent tout à fait bien.

**10** septembre. Bien que le malade n'ait pris que trois douches, la fièvre n'a pas reparu; la santé est excellente; le diamètre de la rate est de **10** centimètres.


Obs. II. — *Fièvre quotidienne; quinze accès; guérison après la 2<sup>e</sup> douche.* — Gabrielle Lucas, âgée de 15 ans, habitant Bellevue depuis trois ans, a été prise de fièvre intermittente; pour la première fois, le 12 août 1847. Les accès sont quotidiens, se manifestent à sept heures du soir et ne finissent que vers six heures du matin; le frisson est peu intense, mais la réaction est très-vive, accompagnée d'agitation et d'une très-forte céphalalgie. Aucune médication n'est mise en usage jusqu'au 27 août. L'enfant a perdu l'appétit et ses forces; elle éprouve une grande lassitude générale, qu'il faut attribuer sans doute en partie à tant de nuits passées sans sommeil. La région splénique est indolente; le diamètre verticale de la rate est de 10 centimètres et demi.

Le 27 août 1847, la jeune malade prend une douche à cinq heures du soir; elle a une grande appréhension, et ce n'est qu'avec peine qu'on parvient à la faire descendre dans la cuve; elle s'agite et crie; la douche ne dure que quelques secondes.

L'accès ne se montre que vers dix heures et se termine avant cinq heures du matin; la chaleur a été moins intense, l'agitation et la céphalalgie notablement moins fortes; le diamètre splénique n'est plus que de 9 centimètres le lendemain matin.

Le 28 août, douche à sept heures du soir; l'enfant, plus raisonnable, supporte la douche pendant une minute; l'accès manque complétement; le diamètre splénique est de 8 centimètres et demi.

La jeune malade se refuse à continuer la douche. La fièvre ne reparaît pas, et au bout de quelques jours la santé est entièrement satisfaisante.

OBS. III.—*Fièvre quotidienne; sept accès; guérison après la 2ᵉ douche.* — Eugène Didiot, âgé de 15 ans, d'une constitution robuste, d'une bonne santé, habite Bellevue avec ses parents. Le 7 août 1847, il est pris, tout à coup, de frisson vers sept heures du soir, et l'accès fébrile ne se termine que vers deux heures du matin; la fièvre se reproduit tous les jours à la même heure, et je suis appelé le 14 août. Le malade a eu sept accès; la fièvre est quotidienne, régulière; le frisson est intense, accompagné de claquements de dents, et dure environ une heure; il est suivi d'une chaleur intense et de sueur; la durée totale de l'accès est d'environ sept heures. Dans l'intervalle des accès, le jeune malade se plaint d'une céphalalgie continue très-intense; il éprouve de la courbature, du malaise général; l'appétit est à peu près nul; la langue est couverte d'un enduit jaunâtre; la région splénique est indolente; la rate n'est pas engorgée, son diamètre vertical n'est que de 8 centimètres et demi.

Le 14 août, le malade prend une douche à cinq heures du soir; il la supporte gaiement pendant deux minutes.

15 août. L'accès n'a commencé qu'à neuf heures; il a par conséquent été retardé de deux heures; le frisson a été moins fort et plus court, la céphalalgie moins intense; l'accès s'est terminé vers minuit et n'a duré ainsi que trois heures environ; le malade se sent infiniment mieux; le malaise, la céphalalgie, ne se font presque plus sentir; l'appétit a reparu. — Seconde douche à six heures du soir.

16 août. L'accès a manqué complétement; le malade se sent tout à fait bien.

30 août. Le malade, qui n'a pas continué le traitement, a recouvré sa bonne santé habituelle; la fièvre n'a pas reparu.

Obs. IV. — *Fièvre tierce; trois accès; guérison après la 3ᵉ douche.* — Henriette, domestique, âgée de 37 ans, d'une taille élevée, d'une constitution robuste, habite Bellevue pendant l'été avec ses maîtres. L'année dernière, elle a été prise d'une fièvre intermittente quotidienne, qui a cédé à l'administration du sulfate de quinine.

Le 23 mai 1847, Henriette est prise de frisson vers sept heures du matin; elle éprouve un violent accès de fièvre, qui se reproduit le 25 et le 27 mai. Je vois la malade le 28 : la fièvre est tierce, régulièrement périodique; le frisson est très-intense et dure quatre heures, tandis que la chaleur et la sueur se terminent ordinairement au bout d'une heure. Pendant l'accès, la malade éprouve une très-forte céphalalgie et des douleurs lombaires; dans l'apyrexie elle a du malaise, de l'anorexie, et une faiblesse générale, qui lui permet à peine de se livrer à ses occupations;

pas de douleurs dans la région splénique; le diamètre vertical de la rate est de **10** centimètres.

Le **29** mai, Henriette prend une douche à cinq heures du matin; elle la supporte fort bien pendant deux minutes; l'accès est retardé de deux heures; le frisson se fait sentir à neuf heures; il est beaucoup moins intense; les douleurs céphaliques et lombaires ont également diminué; l'accès s'est terminé vers midi et demi.

**30** mai. La malade se sent plus forte; elle a mangé avec appétit; la rate n'a plus que **9** centimètres.

**31** mai. Douche à sept heures du matin; l'accès se montre à midi; il est très-léger, et sa durée totale n'est que de deux heures. La malade se sent complétement bien pendant l'apyrexie.

**2** juin. Douche à dix heures du matin; la fièvre ne reparaît plus, et la malade a repris sa santé habituelle.

Des douches sont administrées les **4, 6** et **8** juin. La fièvre ne s'est pas montrée; les forces, l'appétit, ont reparu; la santé est excellente; la rate a conservé son diamètre de **9** centimètres.

Obs. V. — *Fièvre quotidienne d'abord, tierce ensuite; dix accès; guérison après la 1<sup>re</sup> douche.* — Lazé, marchand de chevaux, âgé de **55** ans, demeure à Meudon depuis **35** ans; d'une constitution robuste, d'une santé habituelle excellente, il n'a jamais eu la fièvre intermittente, si ce n'est une fois, il y a trois ans, et dans les circonstances suivantes : en juin **1844**, Lazé reçut un violent coup de timon de voiture dans le flanc gauche; il éprouva une douleur très-vive, son ventre se tuméfia, et il survint une fièvre intermittente tierce, dont les accès furent très-prononcés. Des sangsues d'abord, et plusieurs vésicatoires ensuite, furent appliqués sur la région splénique; mais la fièvre persista pendant trois mois, et disparut alors spontanément, sans que du sulfate de quinine ait été administré. La santé de Lazé redevint excellente.

Le **26** juin **1847**, à trois heures de l'après-midi, Lazé éprouve un malaise inaccoutumé, bientôt suivi de frisson, auquel succèdent de la chaleur et de la sueur ; l'accès fébrile se termine vers dix heures du soir. Le 27, accès semblable au précédent, et à la même heure. Le 28, l'accès ne commence qu'à huit heures du soir ; le frisson est extrêmement violent, une céphalalgie très-vive se fait sentir, et la fièvre ne cesse que vers six heures du matin. Accès semblables les 29, 30 juin, et 1er juillet.

Le 2 juillet, l'accès se montre à dix heures du soir ; le frisson n'est pas intense et dure peu ; mais, pendant le stade de chaleur, le malade éprouve une céphalalgie atroce, il survient une agitation extrême, et enfin du délire : Lazé vocifère, et veut s'élancer hors de son lit ; plusieurs personnes ne parviennent qu'avec peine à l'y maintenir. L'accès se termine vers huit heures du matin, et laisse le malade dans un état d'abattement et de faiblesse extrêmes.

A partir de ce jour, la fièvre devient tierce, de quotidienne qu'elle était, et des accès semblables à celui que nous venons de décrire ont lieu les 4, 6 et 8 juillet ; le malade vient me consulter le 10.

Depuis huit jours, la fièvre est régulièrement tierce ; les accès ont une durée de dix heures, et sont accompagnés, pendant la période de réaction, de désordres encéphaliques très-graves. La pression ne produit aucune douleur dans la région splénique ; la percussion, pratiquée avec soin, démontre que la rate n'est pas engorgée, son diamètre vertical n'étant que de 9 centimètres ; le foie a également son volume normal.

Lazé est extrêmement faible, il éprouve dans toute la tête une sensation de vide ; la face est profondément altérée, elle porte l'empreinte de la souffrance et d'une légère stupeur. Le même jour, 10 juillet 1847, le malade prend une douche à six heures du soir.

Le 11 juillet. La fièvre a manqué complétement : Lazé n'a pas éprouvé le plus léger phénomène morbide ; il a parfaitement dormi, et ne ressent qu'un peu de fatigue dans les genoux.

Douches les 12 et 14 juillet. Lazé a repris toute sa santé.

Obs. VI. — *Fièvre double-tierce; quatre accès; guérison après la 3e douche.* — Bouvet, blanchisseur, habitant le Bas-Meudon, d'une forte constitution, âgé de 36 ans, a été atteint de fièvre intermittente l'année dernière, à deux reprises : la première fois, la fièvre, à type tierce, a résisté pendant six semaines à l'administration du sulfate de quinine; la seconde fois, la fièvre, à type quotidien, a duré pendant trois semaines, et le sulfate de quinine a produit quelques accidents du côté des voies digestives.

Le 16 mai 1847, Bouvet a été repris de fièvre; l'accès a commencé à onze heures du matin, et s'est terminé vers sept heures du soir. Le 17, l'accès s'est montré à deux heures, et a fini vers dix heures; le 18, accès à onze heures ; le 19, à deux heures. Je vois Bouvet le 20 mai au matin. La fièvre affecte le type double-tierce; elle est parfaitement régulière; les accès sont précédés de malaise, de courbature, de douleurs lombaires, et ces prodromes ont une durée de deux heures environ. Le frisson est très-intense, avec claquement de dents; il dure une heure et demie ; la réaction est très-vive, accompagnée d'une violente céphalalgie; la sueur est très-abondante; la durée totale de l'accès est d'environ huit heures. La rate est volumineuse, son diamètre vertical est de 14 centimètres. Pendant les accès, une douleur assez intense se fait sentir dans le flanc gauche ; le foie est notablement augmenté de volume, il dépasse les fausses côtes de deux travers de doigt, et s'étend dans la région épigastrique. La face est pâle, altérée; le teint jaunâtre, terreux; les conjonctives présentent une teinte ictérique très-prononcée; le malade se plaint d'éprouver, même pendant l'apyrexie, une céphalalgie très-pénible; les forces sont déprimées, l'appétit est nul.

Le 20 mai, Bouvet prend une douche à huit heures du matin; la sensation ne lui est nullement désagréable; il se sent plus fort, plus dispos; il lui semble que la fièvre ne lui viendra pas. L'accès, qui devait commencer à onze heures, ne se montre qu'à une heure vingt minutes : il est par conséquent retardé d'environ une heure et demie. Le frisson, beaucoup moins intense, ne dure qu'un quart d'heure, au lieu d'une heure et demie. L'accès se termine vers six heures du soir ; sa durée totale est abrégée par conséquent de trois heures et demie.

Le 21 mai, Bouvet prend sa douche à une heure. L'accès, qui devait commencer à deux heures, ne se montre qu'à cinq heures ; il est très-léger, et se termine vers huit heures : sa durée a donc été abrégée de cinq heures ; la céphalalgie, ordinairement si violente, s'est à peine fait sentir. La rate n'a plus que 12 centimètres ; le *facies* est meilleur, l'appétit renaît, les forces sont revenues.

22 mai. Douche à deux heures : l'accès manque complétement.

31 mai. Bouvet a pris une douche chaque jour ; la fièvre n'a pas reparu ; le foie est rentré dans ses limites normales ; la teinte ictérique a disparu ; le diamètre de la rate n'est plus que de 9 centimètres et demi. Le sujet assure qu'il ne s'est jamais aussi bien porté depuis un an.

OBS. VII. — *Fièvre quotidienne ; dix-sept accès ; guérison après la 3e douche.* — Pauline Lambert, âgée de 18 ans, demeurant à Sèvres depuis deux mois, est employée à la manufacture de capsules de Meudon. D'une constitution assez robuste, bien réglée, ayant toujours joui d'une bonne santé, elle fut prise tout à coup, le 3 août 1847, à neuf heures du soir, d'un frisson intense, suivi de chaleur et de sueur. L'accès fébrile se prolongea pendant toute la nuit ; mais, le matin, la malade se sentit assez bien pour retourner à ses travaux. Le 4, à la même heure, un nouvel accès se déclara et suivit la même marche : il se reproduisit tous les jours jusqu'au 20 août, époque à laquelle Pauline Lambert vient réclamer mes soins. Voici ce que je constate :

La malade a eu 17 accès ; la fièvre est quotidienne et parfaitement régulière ; le frisson est intense, accompagné de claquement de dents ; il dure environ deux heures ; les stades de chaleur et de sueur sont également très-prononcés, la fièvre ne cessant que vers cinq heures du matin, ce qui porte à huit heures la durée totale de l'accès. La malade n'a point cessé ses travaux, mais elle est loin de se bien porter dans l'intervalle des accès ; elle éprouve, d'une manière continue, de la céphalalgie, du malaise, de la courbature générale ; elle se sent très-faible, et n'a presque plus d'appétit ; les traits sont altérés, la figure exprime la souffrance, le teint est pâle ou plutôt d'un jaune terreux ; la région splénique n'est le siége d'aucune douleur ; la rate a 13 centimètres dans son diamètre vertical.

Le 20 août, la malade prend une douche à sept heures du soir ; elle la supporte très-bien et sans répugnance : la réaction s'opère bien.

21 août. L'accès n'a commencé qu'à onze heures ; le frisson a été moins intense, moins long, la chaleur moins forte, la sueur moins abondante ; en un mot, l'accès a été plus court et plus faible ; la malade se sent mieux, plus forte ; elle a mangé avec plus d'appétit ; le mal de tête, le malaise, la courbature, ne se font pas sentir au même degré ; la rate ne présente plus que 11 centimètres et demi de hauteur. — Seconde douche à sept heures du soir.

22 août. L'accès a commencé à minuit ; il a été très-faible et très-court ; frisson léger sans claquement de dents, sueur peu abondante. La malade se sent tout à fait bien ; la rate n'a plus que 10 centimètres. — Troisième douche.

23 août. L'accès a manqué complétement.

15 septembre. La malade a pris goût aux douches froides, qui, dit-elle, lui donnent de la force ; la fièvre n'a pas reparu ; le teint est coloré, l'appétit très-vif, la santé parfaite ; le diamètre vertical de la rate est toujours de 10 centimètres.

Obs. VIII. — *Fièvre quotidienne ancienne, guérison après la 3ᵉ douche.* — Marc, jardinier, habitant Meudon, âgé de 35 ans, a été atteint d'une fièvre quotidienne le 15 août 1846 ; il a pris du sulfate de quinine, mais trois fois la maladie a récidivé, huit ou dix jours après le dernier accès. A chaque récidive, les deux premiers accès ont été très-violents, accompagnés de délire, de vomissement et de diarrhée ; au troisième accès, la fièvre devenaît plus bénigne. Pendant l'automne de 1846 et l'hiver de 1847, Marc a eu presque constamment la fièvre ; il est entré à l'hôpital Beaujon, où l'on a constaté un développement considérable de la rate. Pendant dix-huit jours, Marc a pris chaque jour 60 centigrammes de sulfate de quinine ; la fièvre a été coupée à la troisième dose ; mais elle récidivait huit jours après la sortie de Marc de l'hôpital.

Marc rentré à l'hôpital le 18 mai 1847 ; il est placé dans le service de M. Legroux, et couché au n° 68 de la salle Beaujon. Les accès sont quotidiens, aussi violents que ceux de l'été précédent, et se manifestent pendant la nuit. On reconnaît que la rate présente toujours un volume considérable, et l'on prescrit le sulfate de quinine à la dose de 60 centigrammes d'abord, et ensuite de 1 gramme. Au bout de huit jours de ce traitement, le malade éprouve de fortes douleurs épigastriques et une sensibilité très-vive de l'hypochondre droit. On suspend tout traitement pendant quelques jours, et l'on prescrit ensuite le vin de quinquina.

Marc quitte une seconde fois l'hôpital, le 3 juin 1847 ; les accès sont moins violents, mais ils se manifestent régulièrement toutes les nuits. Le malade vient me consulter le 23 juin, et je constate l'état suivant, conjointement avec le D<sup>r</sup> Baud, de Meudon. Marc présente, à un haut degré, tous les caractères de la cachexie paludéenne ; il est très-amaigri ; son teint est d'un jaune terreux ; ses forces sont tellement affaiblies, qu'il ne peut plus se livrer à ses occupations ; la marche le fatigue et l'essouffle, ce n'est qu'à grand'peine qu'il peut faire le trajet de Meudon à Bellevue ; le malade éprouve souvent des palpitations ; l'examen attentif du cœur ne dénote cependant aucune lésion, mais il fait reconnaître que le premier bruit est éclatant et métallique, et que l'impulsion est très-faible. Le pouls est petit, dépressible ; il existe un bruit de souffle très-marqué dans les vaisseaux du cou. L'appétit est nul. La rate forme dans le flanc gauche une tumeur appréciable à l'*œil* ; la percussion et la palpation montrent que cet organe a pris un développement énorme : il descend, en effet, jusque vers la fosse iliaque, et s'étend jusque vers le flanc droit. Le diamètre vertical est de **23** centimètres, le diamètre transversal de 15. Ces limites correspondent exactement à des lignes qui. ont été tracées, à l'hôpital Beaujon, à l'aide du nitrate d'argent. Marc a, toutes les nuits, un accès fébrile qui ne cesse que vers le matin; le frisson est peu intense, mais la période de réaction est accompagnée d'agitation, de palpitations, de battements artériels, de céphalalgie.

Le 24 juin 1847, Marc prend une douche à huit heures du matin, et l'on agit énergiquement sur la région splénique. La rate, mesurée immédiatement, a diminué de **2** centimètres vers le creux axillaire, et de **7** centimètres vers la fosse iliaque. A cinq heures du soir, seconde douche ; la percussion pratiquée avant la séance montre que la rate a repris ses limites supérieures, mais qu'inférieurement son volume primitif est moindre de **3** centimètres. Après la douche, on reconnaît que l'organe est revenu aux dimensions qui ont été constatées après la douche du matin. L'accès fébrile de la nuit a été plus court et moins intense, surtout quant à la céphalalgie et à l'agitation.

25 juin. Douche à huit heures du matin. En comparant le volume actuel de la rate à son volume primitif, on constate, avant la séance, qu'il est moindre de **1** centimètre en haut, et de **3** centimètres en bas ; après la séance, la diminution est de **3** centimètres en haut, et de **8** en bas. — Douche à sept heures du soir.

L'accès fébrile a été très-léger. La nuit a été calme, et Marc a dormi d'un sommeil qu'il ne connaissait plus depuis longtemps.

Le 27 juin, la rate ne présente plus que **12** centimètres dans son diamètre vertical, et **8** dans son diamètre transversal ; les forces sont revenues, Marc a repris son travail, et « court comme un lapin, » suivant ses expressions. L'appétit commence à se faire sentir. — **2** douches.

Le 28 juin, la fièvre a manqué complétement.

30 juin. La rate a **9** centimètres verticalement, et **7** transversalement. Marc ne s'est jamais si bien porté depuis dix-huit mois; il a retrouvé toutes ses forces, et il prétend qu'il n'a plus le temps de venir prendre ses douches. Je lui prescris des pilules ferrugineuses.

20 juillet. Les palpitations, les bruits anormaux, ont disparu ; Marc a notablement engraissé, le teint est coloré, la santé parfaite.

Obs. IX.— *Fièvre quotidienne ; vingt-six accès ; guérison après la 5ᵉ douche.* — Chinardel, âgé de 28 ans, plombier, d'une forte constitution, d'une bonne santé habituelle, habite Paris depuis vingt-cinq ans, et n'a jamais éprouvé aucune incommodité. Il y a deux mois, il a été obligé d'aller à Tours pour des travaux de sa profession ; au bout de quinze jours, il fut pris d'une fièvre intermittente fort irrégulière. Les accès, caractérisés par des frissons suivis de chaleur et de sueur, par de la courbature, de la céphalalgie, un sentiment de faiblesse générale, se montraient tantôt plusieurs fois par jour, tantôt une fois par jour, tantôt enfin de deux jours l'un seulement. Chinardel entra à l'hôpital ; on lui donna du sulfate de quinine, qui, dès le premier jour, coupa la fièvre. Au bout de quinze jours, il sortit parfaitement guéri, et douze jours après, il se rendit à Bordeaux ; là les mêmes accidents se reproduisirent ; le malade garda le lit pendant quinze jours, sans avoir recours à aucun traitement, et, au bout de ce temps, il revint à Paris, où il entra à l'hôpital de la Charité, salle Saint-Charles, n° 15, le 5 octobre 1847.

*État actuel.* Le malade présente un état cachectique très-prononcé : les yeux et les conjonctives ont une teinte jaune assez intense ; les yeux sont très-ouverts et légèrement hagards ; les fonctions intellectuelles sont déprimées ; les réponses du malade sont lentes ; il existe une céphalalgie continuelle ; appétit presque nul, soif modérée, langue naturelle ; ventre souple et indolent ; respiration faible et fréquente ; pouls à 80 pulsations par minute ; les forces sont complétement anéanties ; le malade est incapable de se lever de son lit. L'examen des organes respiratoires ne fait rien découvrir d'anormal ; celui des organes circulatoires fait constater un bruit de souffle doux et moelleux au premier temps, et un bruit de souffle intermittent dans les vaisseaux du cou. La région splénique est indolente, mais la rate est très-volumineuse; son diamètre vertical est de **18** centimètres. Le malade est mis en observation, pour étudier les caractères et la marche des accès fébriles.

**13** octobre. Le malade a une fièvre quotidienne parfaitement régulière; il a eu chaque jour un accès; celui-ci commence vers sept heures du soir; le frisson est intense, avec claquement de dents; la sueur est très-abondante; le malade mouille plusieurs chemises; l'accès ne se termine que vers six heures du matin. L'état général n'a point changé, si ce n'est que la faiblesse générale a encore augmenté.

Ce même jour, **13** octobre **1847**, Chinardel prend une douche à cinq heures du soir; elle lui cause une impression très-vive. L'accès est retardé de quatre heures; il ne commence qu'à onze heures du soir, et se termine au bout de deux heures; le frisson est moins intense, la sueur beaucoup moins abondante.

**14** octobre. A la visite du matin, le malade assure qu'il se sent déjà plus fort; le *facies* est meilleur, les réponses sont plus nettes et plus vives. Le diamètre splénique n'est plus que de **15** centimètres. Douche à cinq heures du soir. L'accès commence à onze heures et demie, et ne dure que trois quarts d'heure.

**15** octobre. Le malade, qui mangeait à peine une portion, demande qu'on augmente la quantité de ses aliments. Jusqu'à présent, il a fallu le porter à la douche, mais il assure qu'aujourd'hui il pourra s'y rendre tout seul. La hauteur de la rate est de **14** centimètres. Douche à cinq heures du soir. L'accès ne se montre qu'à minuit et demi, et dure trois quarts d'heure.

**16** octobre. La couleur de la peau et des conjonctives est moins jaune; l'état général s'améliore rapidement; le *facies* est bon; le malade a de la vivacité, de l'appétit, et ses forces reviennent; il reste levé pendant plusieurs heures. La hauteur de la rate est de **12** centimètres. Douche à cinq heures. L'accès commence à une heure un quart; il est très-léger et très-court.

Le **17**, même état.

Le **18**, la hauteur de la rate est de **11** centimètres et demi. L'état général est très-bon, et le malade se considère comme guéri. Douche à cinq heures du soir. La fièvre fait complétement défaut.

Le **19**, même état.

Le **20**, le malade mange trois portions; il s'est levé pendant toute la journée. La hauteur de la rate est de **11** centimètres.

Le **24**, la fièvre n'a pas reparu ; le teint est naturel; le malade est notablement engraissé ; les forces sont complétement revenues, la hauteur de la rate n'est plus que de **9** centimètres. Chinardel ne veut plus rester à l'hôpital et exige son exeat.

Obs. X. — *Fièvre quotidienne ancienne; guérison après la 3ᵉ douche*; 11 *douches*. — Gouret, blanchisseur du Bas-Meudon, âgé de **20** ans, a été pris de fièvre intermittente tierce le **17** août **1846**. Depuis cette époque, c'est-à-dire depuis neuf mois, les accès se sont presque constamment reproduits, ce qu'il faut attribuer peut-être à une administration peu méthodique du sulfate de quinine. En effet, la fièvre a disparu plusieurs fois sous l'influence de ce médicament; mais, celui-ci étant aussitôt suspendu, celle-là reparaissait au bout de quelques jours. Le **9** avril **1847**, après une apyrexie de trois semaines, intervalle le plus long qui ait été observé, la fièvre se montre de nouveau, et pendant un mois, on ne lui oppose aucun traitement. Le **9** mai, on prescrit à Gouret **75** centigrammes de sulfate de quinine, mélangés à **1** gramme de rhubarbe, et divisés en douze paquets égaux. Le malade en prend deux par jour. La fièvre cesse le **13**; le médicament est suspendu le **15**, et la fièvre reparaît le **17**, affectant cette fois le type quotidien.

Je vois le malade le **21** mai **1847** : la fièvre est régulière ; les accès commencent chaque jour vers onze heures et demie du matin, et ont une durée totale d'environ quatre heures. Le frisson, très-violent, accompagné de claquement de dents, dure une heure; une céphalalgie très-intense se fait sentir pendant la période de réaction. Le malade a considérablement maigri ; ses forces ont diminué à tel point, qu'il peut à peine se livrer à ses occupations habituelles, bien qu'elles n'exigent point de grands efforts musculaires ; la marche le fatigue beaucoup ; la face est altérée, le teint d'un gris sale, l'appétit presque nul. La rate est très-volumineuse, son diamètre vertical est de 15 centimètres et demi ; le foie ne dépasse point ses limites physiologiques. Le même jour, 21 mai 1847, Gouret prend une douche à huit heures du matin. L'accès ne commence qu'à midi trois quarts ; il se termine vers trois heures un quart, et présente par conséquent une durée plus courte de moitié, quoique le frisson n'ait rien perdu de son intensité.

22 mai. La rate a diminué d'un demi-centimètre. Douche à midi. Vers deux heures, le malade a quelques bâillements, il éprouve le besoin de se détirer les membres ; mais le frisson ne se montre point, et tout rentre dans l'ordre au bout de dix minutes.

23 mai. Douche à deux heures. La fièvre manque complétement. Gouret sent renaître ses forces et son appétit ; le *facies,* le teint, sont beaucoup meilleurs. Le diamètre de la rate est de 11 centimètres et demi.

31 mai. Gouret a pris une douche chaque jour ; ses forces sont complétement revenues, la santé est parfaite ; le diamètre splénique est de 10 centimètres.

Obs. XI. — *Fièvre tierce ; onze mois de durée ; résistance au quinquina ; foie énorme ; cachexie ; guérison après la 60ᵉ douche* — Joachim est un mulâtre âgé de 35 ans. Il y a douze ans, il habitait Bordeaux, et il y fut pris d'une fièvre tierce qu'il conserva pendant dix-huit mois, sans lui opposer aucun traitement. Au bout de ce temps, il partit pour Londres, où la fièvre ne tarda pas à disparaître spontanément. Au bout de trois mois, il revint dans le Bordelais, et habita pendant dix ans le Médoc, c'est-à-dire une des localités les plus fiévreuses, sans éprouver aucun accès fébrile. En juin 1846, Joachim vient habiter Bellevue, et au bout de quelques jours, une fièvre tierce se déclare. Du sulfate de quinine est administré, il modifie ou coupe les accès ; mais des récidives ont lieu toutes les fois que le médicament est suspendu. Au mois d'août, le malade part pour la Normandie, dans l'espoir que ce voyage lui sera aussi favorable que celui de Londres ; mais son espoir est trompé.

Vers le 15 avril 1847, pendant un court intervalle apyrétique, Joachim est pris, tout à coup, d'une vive douleur dans le côté gauche de la poitrine. M. le D^r Baud, de Meudon, est appelé ; il reconnaît une névralgie intercostale, et fait appliquer des vésicatoires volants. La névralgie disparaît vers le dixième jour, mais elle est immédiatement remplacée par la fièvre intermittente. Les accès sont très-intenses, accompagnés d'accidents cérébraux, de délire, d'agitation, de vomissements. Le 5 mai, l'accès est assez violent pour inspirer de sérieuses inquiétudes au D^r Baud, qui veut recourir au sulfate de quinine à haute dose ; mais le malade se refuse obstinément à prendre le médicament, et M. Baud m'adresse Joachim le 9 mai 1847.

*État actuel.* Depuis onze mois, malgré des quantités considérables de sulfate de quinine pris à différents intervalles, Joachim a eu presque constamment la fièvre ; c'est à peine s'il compte cinq ou six semaines d'apyrexié. Le type tierce s'est toujours maintenu. Les accès sont très-violents ; ils commencent à neuf heures du matin. Le frisson est long et intense ; la réaction est accompagnée de phénomènes cérébraux; la durée totale des accès est ordinairement de vingt-quatre heures, et quelquefois davantage. Le malade présente un état cachectique très-prononcé; il a beaucoup maigri ; l'appétit est nul ; le teint fortement ictérique ; la face exprime là souffrance; les forces sont complétement anéanties; Joachim ne peut plus se livrer à ses occupations, et c'est à peine s'il peut se soutenir ; pendant l'apyrexie, il éprouve du malaise, de la courbature, de la céphalalgie. La rate, percutée avec soin, n'a que 8 centimètres et demi dans son diamètre vertical, et 6 centimètres transversalement; le foie est au contraire très-volumineux, il dépasse les fausses côtes de quatre travers de doigt, et s'étend jusque vers l'hypochondre gauche.

Le 9 mai 1847, jour de fièvre, Joachim prend une douche à sept heures du matin ; la réaction s'opère très-bien. L'accès est retar-

dé d'une heure et demie; il commence à dix heures et demie par
des nausées et de la chaleur; le frisson manque complétement;
la fièvre est modérée, et n'est point accompagnée d'agitation de
délire; elle se termine vers sept heures du soir, et ne dure par
conséquent que huit heures et demie, au lieu de vingt-quatre.

Le 10 mai, Joachim prend deux douches; il se sent plus fort,
il est tout joyeux, et il est persuadé que ce traitement le guérira.

Le 11 mai, douche à neuf heures et demie du matin. L'accès
vient à onze heures; il est très-faible; pas de frisson ni de nausées, presque point de céphalalgie; il se termine à sept heures
du soir.

Le 12 mai, deux douches; le malade a repris des forces, de la
gaieté et de l'appétit; il prétend qu'il n'a plus qu'une demi-fièvre.

Le 13 mai, douche à dix heures du matin; seconde douche à
cinq heures du soir, l'accès ayant manqué complétement.

Joachim continue à prendre deux douches par jour; sa santé
s'améliore rapidement, l'appétit est vif, les forces sont revenues,
le teint est meilleur; il y a longtemps que Joachim ne s'est
trouvé dans un état aussi satisfaisant. Le foie ne dépasse plus les
fausses côtes que d'un travers de doigt, et il a complétement
abandonné la région épigastrique.

Le 25 mai, peu de temps après la douche du soir, Joachim est
pris d'un frisson léger, qui dure une demi-heure; il est suivi de
chaleur et de sueur. L'accès, fort peu intense d'ailleurs, se termine vers neuf heures du soir, n'ayant eu que trois heures de
durée.

Les 27, 29, 31 mai, Joachim a encore des accès très-légers et
très-courts après les douches du soir.

Le 2 juin, la fièvre fait de nouveau défaut.

Le 18 juin, la fièvre n'a point reparu, la santé de Joachim est
excellente; on cesse les douches.

Le 15 juillet, la guérison s'est maintenue.


**Ainsi 11 malades, dont 8 hommes et 3 femmes,
furent soumis au traitement hydrothérapique.**

Sur ces 11 malades, la fièvre a présenté 7 fois le type quotidien, 3 fois le type tierce, et 1 fois le type double-tierce.

Sur ces 11 malades, 7 étaient affectés de fièvre récente, et avaient éprouvé de 3 à 17 accès (nombre des accès : 3, 4, 7, 8, 10, 15, 17). La rate avait conservé 2 fois ses dimensions normales ; 5 fois, au contraire, elle présentait une augmentation de volume considérable, son diamètre vertical variant entre 10 et 14 cent. et demi.

Ces 7 malades ont guéri. Chez l'un d'entre eux, une seule douche a suffi pour couper complétement la fièvre ; chez deux autres, 2 douches ont été nécessaires pour obtenir ce résultat et pour ramener la rate à son volume normal ; les 4 derniers malades ont dû prendre 3 douches.

4 malades étaient affectés de fièvre intermittente ancienne (âge de la fièvre : 2, 9, 10 et 11 mois), ayant récidivé plusieurs fois, et résisté à l'administration plus ou moins méthodique du sulfate de quinine et du quinquina.

Chez 3 d'entre eux, la rate avait acquis un développement considérable, son diamètre vertical étant de 15 et demi, 18 et 23 cent. ; chez le 4e, son volume était demeuré normal, mais le foie avait acquis un développement énorme.

Ces 4 malades présentaient, à un degré variable, les caractères de la cachexie paludéenne : amaigrissement, anorexie, grande faiblesse musculaire, face altérée, teint jaune et terreux, anémie.

Ces 4 malades ont guéri. 3 douches dans deux cas, 5 douches dans un autre, ont suffi pour couper la fièvre; mais 8 à 11 douches ont été nécessaires pour faire disparaître les symptômes cachectiques, et ramener un état de santé complétement satisfaisant.

Chez un sujet dont la maladie, âgée de 11 mois, avait résisté au sulfate de quinine, et dont le foie présentait un volume considérable, la fièvre n'a été définitivement coupée qu'après la 48ᵉ douche, et la santé n'a été complétement satisfaisante qu'après la 60ᵉ.

Dans tous les cas, 2 à 4 douches ont suffi pour amener une amélioration très-remarquable dans les symptômes cachectiques, tels que la céphalalgie, l'anorexie, la courbature, la faiblesse musculaire, etc.

L'âge et le type de la fièvre n'ont exercé aucune influence appréciable sur l'efficacité du traitement. Il n'en a pas été de même quant au volume de la rate et du foie. En effet, chez les malades qui ont guéri avec 1 ou 2 douches, la rate n'avait que 8 et demi, 9 et 10 et demi centimètres de diamètre vertical; chez les malades dont la fièvre n'a été coupée qu'après la 3ᵉ douche, le diamètre splénique était de 11, 13, 14, 14 et demi et 15 et demi centimètres; chez 2 malades qui ont dû prendre 5 douches, ce diamètre était de 18 et de 23 centimètres. Enfin, chez un malade dont le foie présentait un volume énorme, la fièvre n'a été définitivement coupée qu'après la 48ᵉ douche.

Si, en tenant compte de ces faits, l'on cherche à apprécier la manière dont les douches froides opèrent la guérison des fièvres intermittentes, voici ce que l'on constate :

1° *Une seule douche* suffit parfois pour *couper définitivement la fièvre,* alors même que celle-ci est ancienne, et qu'elle s'est montrée rebelle au sulfate de quinine et au quinquina.

2° Plusieurs douches sont parfois nécessaires pour couper définitivement la fièvre, et, dans ce cas, l'on observe les phénomènes suivants :

Dès la première douche, l'accès fébrile est retardé ; il ne commence que une, deux ou trois heures après l'heure habituelle de l'invasion ; il est moins intense et plus court ; le frisson est abrégé de moitié ou même des $^5/_6$. La chaleur, la céphalalgie, les symptômes généraux, subissent également une diminution très-remarquable. La durée totale de l'accès est abrégée souvent de moitié et quelquefois même davantage. Les phénomènes morbides qui existent pendant l'apyrexie, tels que la céphalalgie, la courbature, le malaise, l'anorexie, la faiblesse musculaire, sont notablement amendés. L'amélioration devient de plus en plus tranchée après chaque nouvelle douche, et enfin la fièvre est définitivement coupée.

Ces effets de la médication hydrothérapique doivent être rattachés à une *action perturbatrice*.

3° Lorsque la rate ou le foie, ou ces deux organes simultanément, présentent une augmentation
de volume plus ou moins considérable, *la fièvre est
parfois* DÉFINITIVEMENT *coupée avant que les viscères
aient été ramenés à leurs limites physiologiques ;*
mais souvent, les *accès* PÉRIODIQUES étant définitivement coupés, des *accès* IRRÉGULIERS se montrent,
à des intervalles plus ou moins éloignés, jusqu'à
ce que les viscères aient repris leur volume normal.

4° Les douches froides générales, et surtout les
douches locales, spléniques ou hépatiques, ramènent graduellement la rate et le foie à leurs dimensions normales ; les phénomènes suivent une *marche constante*, laquelle constitue une véritable LOI.
Chaque douche amène, *toujours et instantanément,*
une diminution de volume considérable dans l'organe hyperémié. La diminution de volume opérée
par chaque douche persiste pendant un temps d'autant plus long que le traitement est plus avancé ;
mais, dans les intervalles qui séparent les douches
les unes des autres, l'organe augmente de nouveau,
sans atteindre toutefois, dans aucun intervalle, les
dimensions qu'il présentait dans l'intervalle précé-

dent, et c'est en passant ainsi par des alternatives de décroissement et d'accroissement de moins en moins considérables, qu'il revient enfin à ses limites physiologiques.

Le 25 mai 1851, je prie MM. Andral et Piorry de mesurer exactement et de dessiner, à l'aide du nitrate d'argent, le foie d'un malade que je leur présente. La percusion et la mensuration démontrent que le foie a 18 centimètres verticalement, au niveau du mamelon, et que transversalement il dépasse la ligne médiane de 11 centimètres (voyez pl. I, fig. 1). Une douche est administrée en présence de ces honorables professeurs, qui constatent, immédiatement après, que le volume du foie a diminué de 6 ½ centimètres verticalement, et de 5 centimètres transversalement (voyez pl. I, fig. 2).

Le 24 juin 1847, la rate d'un malade atteint de fièvre intermittente présente :

23 centimètres verticalement,
15 centim. transversalement (pl. II, fig. 1).

Après la douche, ces dimensions sont réduites à

14 centimètres verticalement,
10 centimètres transversalement (fig. 2).

Le 25 juin, avant la douche, la rate a

19 centimètres verticalement,
12 centimètres transversalement (fig. 3).

Après la douche, ses dimensions sont de

12 centimètres verticalement,
10 centimètres transversalement (fig. 4).

Le 27 juin, avant la douche, la rate a

12 centimètres verticalement,
8 centimètres transversalement (fig. 5).

Après la douche, elle n'a plus que

9 centimètres verticalement,
7 centimètres transversalement (fig. 6).

Le 30 juin, la rate a repris, pour ne plus en sortir, ses limites physiologiques.

Ces effets de la médication hydrothérapique doivent être rattachés à une *action révulsive et résolutive*.

5° Les douches froides générales font disparaître plus ou moins rapidement, suivant les circonstances, les phénomènes qui se rattachent à la cachexie paludéenne, à l'anémie, et elles opèrent ainsi la *guérison complète* des malades.

Ces effets de la médication hydrothérapique doivent être rattachés à une *action tonique et reconstitutive*.

Après avoir constaté l'efficacité actuelle de la médication hydrothérapique contre les fièvres intermittentes, il me restait à rechercher si ce traitement était également propre à prévenir les rechutes. Or les 10 malades traités à Bellevue habitaient tous des localités où la fièvre est endémique, et comme tous avaient reçu des soins gratuits et subi le traitement sans répugnance, j'étais certain qu'ils auraient de nouveau recours à l'eau froide, à l'apparition du premier symptôme fébrile. Aucun ne s'est présenté une seconde fois. Je ne me suis point contenté de cette donnée; j'ai revu tous ces malades au bout de plusieurs mois, et j'ai acquis la certitude qu'aucune rechute ni récidive n'avaient eu lieu.

Le mémoire inséré, en 1848, dans les *Archives générales de médecine,* se terminait par les conclusions suivantes :

De ce qui précède, et sauf observations nouvelles, je crois pouvoir déduire les propositions suivantes :

1° Dans le traitement de la fièvre intermittente récente, simple, périodique, avec ou sans engorgement de la rate, les douches froides *peuvent être substituées* au sulfate de quinine. En est-il de même pour les fièvres pernicieuses ? Deux de nos observations semblent le prouver, mais on ne saurait encore l'affirmer.

2° Dans le traitement de la fièvre intermittente ancienne, périodique ou irrégulière, ayant récidivé plusieurs fois et résisté à l'administration méthodique du sulfate de quinine, accompagnée d'un engorgement considérable et chronique de la rate ou du foie, de phénomènes cachectiques, anémiques ; c'est-à-dire dans le traitement de l'intoxication paludéenne chronique, les douches froides *doivent être préférées* au sulfate de quinine. Plus rapidement et plus sûrement que celui-ci, elles coupent la fièvre, ramènent les viscères à leur volume normal, et font disparaître les phénomènes anémiques et cachectiques, sans que l'on ait à redouter les accidents que les hautes doses de sulfate de quinine déterminent si fréquemment du côté du système nerveux et des voies digestives.

3° L'action curative des douches froides est complète ; car non-seulement elle guérit la maladie, mais aussi elle en prévient les rechutes.

Ces recherches établissaient, du premier coup, l'efficacité des applications extérieures d'eau froide dans le traitement des fièvres intermittentes, et elles mettaient en relief, par des faits pathologiques non encore étudiés, l'action reconstitutive de l'hydrothérapie ; mais elles CRÉAIENT encore :

*A.* Une *médication antipériodique* toute nouvelle, médication méthodique et nettement *formulée.*

*B.* Une *médication résolutive* non moins nouvelle ; car personne jusqu'alors n'avait signalé l'action des douches froides sur les organes hyperémiés, et, *a fortiori*, établi la LOI suivant laquelle cette action s'exerce.

*C.* Une *médication* ANTIPALUDÉENNE *rationnelle, physiologique,* dans laquelle *un seul et même agent,* LES DOUCHES FROIDES, oppose une triple action aux trois ordres de phénomènes qui caractérisent les affections d'origine paludique.

1° Une action *perturbatrice, antipériodique* — pour combattre les *accidents périodiques (accès fébriles, névralgies,* etc.);

2° Une action *révulsive et résolutive* — pour combattre les *accidents congestifs (hyperémie de la rate, du foie, du cœur, des reins,* etc.);

- 3° Une action *reconstitutive* — pour combattre les *accidents généraux* de l'intoxication paludéenne (*anémie, cachexie,* etc.).

Le début était heureux. Chose rare! les faits et la théorie se prêtaient un mutuel appui. Il ne restait plus qu'à savoir si le temps et l'observation confirmeraient les brillantes espérances qu'il était permis de concevoir!...

Pendant dix-huit mois, de nombreux accidents périodiques, étrangers à toute influence paludéenne (*migraines, névralgies, accès d'ásthme, vomissements,* etc.), furent guéris, à Bellevue, par l'hydrothérapie, et attestèrent l'action antipériodique des douches froides générales, *administrées au mo-*

*ment le plus rapproché possible de l'invasion des accès.*

De nombreux faits de congestion chronique du foie, de la rate, de l'utérus, du cœur, etc., de maladies articulaires, développées en dehors de toute influence paludéenne et guéries par l'hydrothérapie, confirmèrent l'action résolutive des douches froides générales et locales, administrées de manière à provoquer une réaction facile et une révulsion énergique.

De nombreux faits de chlorose, d'anémie, de cachexie non paludique, témoignèrent en faveur de l'action reconstitutive des douches froides générales excitantes (1).

Enfin, pendant dix-huit mois, de nombreux malades, atteints de fièvres intermittentes de tous les âges, de tous les types, de tous les caractères, de toutes les origines, se présentèrent à Bellevue. *Tous furent rapidement guéris ; — tous, sans aucune exception.*

En 1849, je pensai que, dans un intérêt de science et d'humanité, il était temps d'expérimenter la nouvelle médication antipaludéenne sur une large échelle ; je crus que l'Administration des hôpitaux saisirait avec empressement l'occasion de concourir à une belle découverte scientifique, de faire bénéficier ses pauvres malades des avantages d'une

---

(1) L. Fleury, *Traité d'hydrothérapie ;* Paris, 1852. — 2ᵉ édition, 1856.

médication bienfaisante, et de réaliser une importante économie (1).

Je me rendis auprès de M. Dubost, secrétaire général de cette administration, et la conversation suivante s'engagea entre nous.

*Moi.* — Monsieur Dubost, combien l'Administration dépense-t-elle pour le sulfate de quinine ?

*M. D.* — Une somme énorme, mon cher monsieur !

*Moi.* — Eh bien! mon cher monsieur Dubost, je viens vous offrir le moyen de réaliser, sur cette somme, une économie de..... la totalité.

*M. D.* — Ne plaisantez pas sur ce grave sujet. Les sangsues et le sulfate de quinine, — voilà les deux cauchemars de l'Administration, les deux questions qui pèsent le plus lourdement sur les intérêts de nos pauvres malades. Nous serions trop heureux d'obtenir une économie de 50 pour cent.

*Moi.* — Je parle très-sérieusement et ne plaisante en aucune façon. Si l'Administration veut m'envoyer, à Bellevue, tous les malades atteints de fièvre intermittente qui se présenteront soit au Bureau central, soit dans les hôpitaux, je les traiterai *gratuitement,* et bientôt le doute ne lui sera plus permis.

*M. D.* — Votre proposition est malheureusement inacceptable. Nous ne pouvons pas franchir les li-

---

(1) Le sulfate de quinine coûte, à prix de revient, 400 à 450 fr. le kilog. ; il est vendu dans les officines à raison de 1,000 francs le kilog. L'Administration des hôpitaux militaires dépense annuellement, pour ce médicament, 200,000 à 250,000 francs.

mites du département de la Seine; il faudrait créer un hôpital à Bellevue; mille obstacles surgissent!

*Moi.* — La question est assez importante pour que l'on ne se laisse pas arrêter par quelques obstacles, qu'en définitive il ne serait pas difficile de surmonter; mais n'en parlons plus. Voici un autre moyen : puisque vos malades ne peuvent pas venir de Paris à Bellevue, je viendrai, moi, de Bellevue à Paris, et je traiterai vos fiévreux dans celui des hôpitaux que vous me désignerez.

*M. D.* — A la bonne heure ! — Mais aucun de nos hôpitaux n'est pourvu d'appareils appropriés à votre traitement, et l'Administration ne consentira point à en faire établir.

*Moi.* — Comment ! l'Administration reculerait devant une dépense de quelques centaines de francs, lorsqu'il s'agit pour elle d'en économiser plusieurs milliers ! Mais cela est impossible ! elle ne saurait être inintelligente à ce point; l'intérêt sacré des pauvres lui impose d'ailleurs le devoir de ne point repousser, sans examen, une question aussi importante. — Qu'à cela ne tienne toutefois : *je ferai construire les appareils à mes frais.*

*M. D.* — Ceci lève toutes les difficultés, et je ne puis qu'applaudir à votre désintéressement, à votre générosité, et.... Ah! mon Dieu! mais j'y pense! vous n'êtes point médecin des hôpitaux ?

*Moi.* — Non, mon cher monsieur Dubost, et vous savez bien pourquoi.

*M. D.* — Certainement ! certainement. Que voulez-vous? Le concours... le jugement des hommes... les petites infamies de la coulisse... Ah! si vous saviez !

*Moi.* — Mais je ne sais que trop, mon cher monsieur Dubost !

*M. D.* — Certainement! certainement. Mais enfin l'obstacle n'en est pas moins insurmontable ; le *règlement* est formel.

*Moi.* — Songez-y bien. Je n'invoque point l'intérêt de la santé publique, souvent compromise par un médicament aussi funeste que le mal lui-même; mais je vous crie : une économie de...

*M. D.* — J'entends bien, mais le *règlement*...

*Moi.* — Voyons, mon cher monsieur Dubost; je suis agrégé de la Faculté; j'ai remplacé, en cette qualité, M. Bouillaud à la Charité ; je puis remplacer demain M. Chomel ou M. Rostan. Il me semble...

*M. D.* — Mon cher monsieur, le *règlement*...

*Moi.* — Mais en toutes choses, et même en matière de règlement, il faut considérer l'esprit et non la lettre. — Si vous consultiez le Conseil ?

*M. D.* — Monsieur, le *règlement* n'a pas d'esprit et.....

*Moi.* — Je prends acte de votre aveu, mon cher monsieur Dubost. — *Le règlement n'a pas d'esprit!!* — A vrai dire, je m'en étais toujours douté un peu; j'en suis sûr maintenant.

La victoire resta au *règlement*.

Trois années s'écoulèrent, pendant lesquelles de

nouveaux et nombreux fiévreux vinrent se faire traiter à Bellevue. — Tous y trouvèrent une guérison prompte et radicale.

Voici quelques-unes des observations qui ont été recueillies pendant ce laps de temps, et qui sont entièrement inédites.

Obs. XII.—*Fièvre tierce; trois accès; guérison dès la 1ʳᵉ douche.* — Mathieu, terrassier, âgé de 47 ans; taille élevée, constitution athlétique, tempérament sanguin, santé habituellement excellente.

Le 17 août 1849, par un temps très-chaud, M..., qui travaille depuis plusieurs jours au percement d'un puits, éprouve tout à coup, vers midi, un malaise général accompagné de douleurs lombaires, de céphalalgie, et de nausées. Obligé d'abandonner son ouvrage, M... rentre à la maison et se met au lit. A une heure, éclate un frisson violent avec claquement de dents; à quatre heures, commence la réaction; la chaleur est très-vive, la soif ardente, et la céphalalgie très-intense; à huit heures, la sueur apparaît; le malade s'endort à neuf heures, et l'accès se termine pendant la nuit. Le lendemain matin, à cinq heures, M... ne se ressent plus des accidents de la veille; il retourne à son ouvrage, et la journée se passe fort bien.

Le 19, à midi, M... est repris des mêmes accidents; il a, pendant la période algide, plusieurs vomissements bilieux; la réaction est très-vive, accompagnée de beaucoup d'agitation et d'une céphalalgie qui arrache des cris au malade.

Le 20, au matin, M... se sent fatigué, courbatu; mais il retourne néanmoins à son ouvrage, et se plaint seulement de faiblesse musculaire et d'anorexie.

Le 21. M... reste chez lui dans la prévision de l'accès; celui-ci éclate, en effet, à midi. Frisson d'une violence extrême, avec claquement des dents et coloration violacée des lèvres et des ongles; il se prolonge jusqu'à six heures du soir. A ce moment, la réaction commence; à sept heures, le malade est très-agité et se plaint d'éprouver des douleurs de tête atroces; à huit heures, délire, vociférations; l'on est obligé de maintenir le malade de force dans son lit. Cet état se prolonge jusqu'à minuit; à cette heure, la peau s'humecte, le malade se calme. M... s'endort à deux heures du matin, et ne se réveille qu'à huit heures, la sueur ayant traversé le matelas.

Le lendemain, M... ressent un tel état de courbature générale qu'il reste couché, et je suis appelé. La langue est saburrale; la rate a 10 centimètres. Je propose le traitement hydrothérapique, qui est accepté.

Le 23, M... reçoit, à onze heures et demie, *une douche générale et une douche splénique.*

Le 24. *Pas trace d'accès hier.* M... s'est promené toute la journée, et aujourd'hui il est retourné à son travail.

Les 25 et 27, douche à midi. Pas d'apparence de fièvre; le diamètre splénique est de 8 centimètres ; la langue est toujours saburrale et l'appétit peu prononcé. — *Une bouteille d'eau de Sedlitz.*

Le 10 septembre, la guérison est complète depuis dix jours.

Obs. XIII. — *Fièvre quotidienne; cinq accès ; guérison dès la 1re douche.* — Mélanie Paucher, 27 ans, ouvrière; tempérament nerveux, santé habituellement bonne.

Le 10 avril 1850, à deux heures de l'après-midi, Mélanie, qui traversait une rue, est mordue à la jambe droite par un chien; elle éprouve une violente terreur, se figure que le chien est enragé, refuse de dîner, et se couche à dix heures, après avoir passé la soirée à pleurer, à se lamenter, à s'enquérir des symptômes de la rage humaine, etc. Le sommeil est agité, troublé par des rêves, des cauchemars.

Le lendemain, Mélanie se lève à six heures et va trouver un médecin, qui parvient à la rassurer. A sept heures, elle se rend à son ouvrage et travaille avec calme; à dix heures, elle déjeune avec d'autant plus d'appétit qu'elle n'avait point dîné la veille.

A trois heures, Mélanie est prise, tout à coup, de malaise et de froid aux extrémités. Elle résiste pendant quelques minutes à cette sensation, mais bientôt survient un frisson qui l'oblige à rentrer chez elle et à se coucher. Les craintes de la rage assiégent de nouveau la malade ; cependant le chien a été retrouvé, il se porte très-bien, et on le montre à Mélanie, qui finit par le caresser.

L'accès fébrile n'en parcourt pas moins ses différentes phases. A six heures, la chaleur succède au frisson ; à neuf heures, la sueur apparaît ; à dix, la malade s'endort.

Le 11. Mélanie se lève à sept heures, ne ressentant plus rien des accidents de la veille. Elle se rend dans la maison où elle travaille à la journée et y subit, sur sa crainte de la rage, de nombreuses plaisanteries qui finissent par la contrarier vivement. A trois heures, le frisson se fait sentir, et les choses se passent comme la veille.

Le 12. Mélanie reste chez elle, éprouvant de la fatigue, de la courbature générale, et redoutant d'ailleurs un nouvel accès. Celui-ci éclate, en effet, à trois heures ; le frisson est très-violent, la réaction accompagnée d'une très-vive céphalalgie et d'agitation. Le médecin est rappelé ; il prescrit un éméto-cathartique à prendre le lendemain matin, à six heures. — *5 centigr. d'émétique et 30 gram. de sulfate de soude, dans une tasse de bouillon aux herbes.*

Le 15. Malgré la médecine, qui a produit des effets très-énergiques, des accès quotidiens ont encore eu lieu le 13 et le 14. La malade m'est amenée le 15, à huit heures du matin. La langue est bonne ; le diamètre splénique est de 7 centimètres et demi ; le foie ne dépasse point le rebord costal.

*Une douche générale, en jet et en pluie, sera donnée à deux heures et demie.*

Le 16 avril. Il n'y a pas eu trace de fièvre hier, et la malade se sent parfaitement bien. — *Même traitement.*

Le 20, la fièvre n'a pas reparu, et Mélanie cesse son traitement.

Le 15 octobre, la guérison ne s'est point démentie.

Obs. XIV. — *Fièvre quotidienne ; sept accès ; guérison dès la 1ʳᵉ douche.* — Durand, 54 ans ; constitution robuste, tempérament sanguin; a eu quelques attaques de goutte.

Au mois d'octobre 1851, D... chasse beaucoup au marais; il tire des bécassines pendant le jour, et passe souvent la nuit à l'affût des canards sauvages.

Le 27, n'ayant pas chassé depuis quatre jours, D... est pris tout à coup, à dix heures du matin et au moment de se mettre à table pour déjeuner, de malaise général et de frisson. Il se couche; le frisson dure une heure, est suivi de chaleur et de sueur, et l'accès est terminé vers cinq heures du soir. D... se lève à six heures, et dîne avec appétit; la journée et la nuit sont très-bonnes.

Le lendemain, et pendant les cinq jours suivants, les choses se passent de la même manière, si ce n'est que la période de réaction est accompagnée d'une assez vive céphalalgie, et que les accès sont suivis d'une fatigue, d'une courbature générale, qui ne se dissipent que pendant la nuit.

Aucun traitement n'est opposé à ces accès fébriles quotidiens.

Le 2 novembre, au soir, le hasard me rapproche de M. D..., qui me raconte ce qui précède. Je lui propose le traitement hydrothérapique, qu'il accepte avec empressement. Le diamètre splénique est de 8 centimètres et demi.

Le 3. *Douche générale et splénique* à neuf heures et demie du matin; aucune apparence de fièvre.

Le 10. Le malade se considère comme guéri; le diamètre splénique est de 7 centimètres et demi.

Le 15 avril 1852, la fièvre n'a pas reparu.


Obs. XV. — *Fièvre quotidienne; vingt accès ; guérison dès la 1ʳᵉ douche.* — Pierre, 35 ans, journalier; constitution grêle, tempérament lymphatique.

Le 6 octobre 1850, P..., qui travaille depuis un mois dans des terrains très-humides, sur les bords de la Marne, est pris, à neuf heures du soir et au moment de se coucher, de malaise, de courbature générale et de frisson ; il se met au lit, se plaint pendant quelque temps, mais ne tarde pas à s'endormir. A quatre heures du matin, il se réveille baigné de sueur ; il change de linge, se rendort jusqu'à six heures, et retourne alors à son travail.

Les choses se passent ainsi pendant trois semaines, et P..., malgré les instances de sa femme, ne consulte point de médecin et n'oppose aucun traitement à sa maladie. Au bout de ce temps, force lui est de recourir aux lumières de l'art ; en effet, il a considérablement maigri, son appétit a diminué de jour en jour, les digestions sont pénibles, douloureuses, et les forces musculaires se sont affaiblies au point de rendre le travail à peu près impossible.

P... vient me consulter le 26 octobre. Il est anémique, gastralgique ; le facies exprime l'épuisement et la souffrance ; le diamètre splénique est de 9 centimètres ½.

Ce jour même, P... reçoit, à huit heures et demie du soir, *une douche générale et une douche splénique.*

Le 27. Au grand étonnement du malade, la soirée et la nuit ont été fort bonnes ; aucune trace de fièvre.

Le 5 novembre. La fièvre n'a pas reparu, la santé est excellente ; le diamètre splénique est de 7 centimètres ½.

Obs. XVI. — *Fièvre quarte ; quatre accès ; guérison dès la 1ʳᵉ douche.* — Simon· (Jean), 42 ans ; constitution très-robuste, tempérament sanguin.

S... n'a point de profession régulière ; il est pêcheur, braconnier, maraudeur ; il n'a point de domicile fixe, et passe les nuits à la pêche, à l'affût, dans une grange, etc. Il a toujours joui d'une excellente santé.

Le 30 septembre 1850, vers le milieu de la journée, il éprouve du malaise, de la courbature générale, des nausées ; il ne dîne point, et passe néanmoins la nuit dans les bois. Cet état, caractérisé par des lassitudes spontanées, de l'anorexie, du dégoût pour les aliments, des nausées, se prolonge pendant une huitaine de jours, et S... ne lui oppose que force petits verres de vin blanc et d'eau-de-vie.

Le 8 octobre, vers quatre heures de l'après-midi, il est pris d'un violent frisson; il entre dans un garni et se couche. Le frisson dure deux heures; il est suivi de chaleur et de sueur.

Le lendemain et les jours suivants, S... se retrouve dans l'état qui dure depuis le 30 septembre.

Le 11, à la même heure, nouvel accès de fièvre plus violent que le précédent, et deux autres accès les 14 et 17 octobre.

S..., qui est fort intelligent et qui sait *ce que c'est que les fièvres,* reconnaît parfaitement qu'il est atteint d'une fièvre quarte, et le 19 il vient me trouver, et me prie de lui prescrire du sulfate de quinine pour prévenir l'accès du lendemain. Je lui propose le traitement hydrothérapique; la médication lui paraît fort étrange, et la vue de la douche lui cause une surprise mêlée de quelque frayeur. Il accepte néanmoins, disant qu'il aime autant *mourir de cela que d'autre chose.*

Le diamètre splénique est de 9 centimètres.

Le 20, à trois heures et demie de l'après-midi, S... reçoit une douche générale et une douche splénique.

Le 22, S... a retrouvé ses forces, il se sent bien, et mange avec appétit.

Le 23, pas trace d'accès; le diamètre splénique est de 7 centimètres.

S... affirme qu'il est guéri, et, malgré mes instances, il ne veut pas continuer le traitement plus longtemps.

Le 25 novembre, S... m'apporte un lièvre et quatre perdreaux, en témoignage de sa reconnaissance. La fièvre n'a pas reparu, et la santé est excellente.


Obs. XVII. — *Fièvre tierce; trois mois de durée; insuccès de plusieurs arcanes et du sulfate de quinine; guérison dès la 1ʳᵉ douche.* — Bergeron, vidangeur, 45 ans; constitution athlétique, tempérament sanguin, santé habituellement bonne; excès journaliers de boissons alcooliques.

Le 17 août 1849, B... a vidé une fosse insalubre; il a éprouvé les premiers accidents qui caractérisent le plomb.

Le 18, à dix heures du matin, B... est pris d'un violent accès de fièvre, nettement caractérisé par les trois stades de frisson, de chaleur et de sueur. Les accidents fébriles se terminent à sept heures du soir; B... mange avec appétit, et se rend, vers onze heures, à ses travaux nocturnes.

Le 20. Nouvel accès à la même heure; les choses se passent comme l'avant-veille.

Le 21, B... va trouver un médecin, qui lui prescrit 50 *centigrammes de sulfate de quinine,* à prendre le soir même.

Le 22, pas d'accès, et B... se croit guéri.

Le 30, nouvel accès à dix heures du matin. B... prend du sulfate de quinine le lendemain soir, mais l'accès fébrile n'en éclate pas moins le 1ᵉʳ septembre.

Nouvelle dose de sulfate de quinine le 2; nouvel accès le 3, et le 4, B... va consulter le pharmacien, qui lui conseille de doubler la dose du médicament. 1 *gramme de sulfate de quinine* est ingéré le soir même; l'accès manque le lendemain, et B... se croit encore une fois guéri.

Le 13 septembre, à la suite d'un excès de table et de vin, un accès se montre à dix heures du matin, c'est-à-dire à la même heure que les accès précédents. B... ne veut plus *prendre de drogues,* et subit encore un accès le 15.

La fièvre cesse spontanément; B... n'a point d'accès le 17, et se félicite d'avoir conservé son argent pour un meilleur usage. Celui-ci consiste en copieuses libations, qui ne ramènent point la fièvre.

Dans la nuit du 29 au 30 septembre, B... a reçu la pluie pendant plusieurs heures et il a eu très-froid.

Le 2 octobre, à dix heures du matin, éclate un accès de fièvre qui a tous les caractères des accès précédents. Nouveaux accès le 4 et le 6. B... se décide à reprendre du sulfate de quinine; mais, en se rendant chez le pharmacien, il rencontre un camarade, qui lui conseille d'avaler des *boulettes de toile d'araignée,* lui promettant une guérison prompte et radicale. Le spécifique reste sans effet, et B... a de nouveaux accès les 8, 10, 12, 14 et 16 octobre. A ce moment, la fièvre disparaît encore une fois spontanément.

Le 28 et le 30, B... a deux accès provoqués par un excès de table et de vin. On conseille au malade de boire, tous les matins, un verre de son urine, pour prévenir le retour de la fièvre, et B... se soumet pendant quinze jours à ce régime peu appétissant.

Le 8 novembre, sans cause déterminante appréciable, nouvel accès à dix heures, suivi d'autres accès les 10, 12, 14, 16 et 18.

Pendant ce laps de temps, B... avale encore des toiles d'araignée, de l'urine, s'applique des ligatures autour des bras et des cuisses, boit une infusion de radis noir dans de l'eau-de-vie; mais ces spécifiques restent impuissants, et le 19, B... est amené chez moi par un ouvrier de Meudon, que les douches froides ont guéri de la fièvre intermittente en 1847.

*État actuel.* Facies altéré, teint blafard, anémie très-prononcée; anorexie, dyspepsie, langue saburrale, céphalalgie habituelle. Les accès n'ayant lieu que pendant le jour et se terminant vers sept heures du soir, B... n'a jamais interrompu ses travaux nocturnes; mais aujourd'hui il sent que les forces lui manquent, et qu'il va être obligé d'*enrayer.*

Le diamètre splénique est de 10 centimètres $\frac{1}{2}$; le foie ne dépasse point ses limites physiologiques.

Le 20, à neuf heures et demie du matin, B... reçoit *une douche générale et une douche splénique.*

Le 30. L'accès ne s'est pas montré le 22, et la fièvre n'a point reparu depuis.

Le diamètre splénique est de 8 centimètres.

La langue est toujours saburrale, et l'anorexie persiste. — *5 centigrammes d'émétique.*

Le 15 décembre. La santé est excellente; B... a recouvré son appétit, ses forces, et il promet de suivre un régime plus convenable.

Le 15 février 1850, la guérison ne s'est point démentie.

Obs. XVIII. — *Fièvre tierce; trois accès; guérison après la 3ᵉ douche.* — Parot (Joseph), 27 ans, terrassier; constitution grêle, tempérament nerveux.

Le 20 septembre 1851, P..., qui travaille à des déblais sur le tracé d'un chemin de fer, est pris tout à coup, vers trois heures, de malaise et de frisson; il continue à travailler; le frisson va en augmentant et dure deux heures; à cinq heures, la chaleur commence à se faire sentir, ainsi qu'une violente céphalalgie. P... ne cesse son travail qu'à six heures; à sept heures, il rentre chez lui, le corps couvert de sueur, se met au lit, et s'endort bientôt après.

Le 21, P... travaille toute la journée, sans se ressentir des accidents de la veille.

Le 22, un nouvel accès fébrile éclate à trois heures, et les choses se passent comme l'avant-veille.

Le 23, rien.

Le 24. Nouvel accès à la même heure; mais cette fois le frisson débute avec tant de violence, que P... est obligé d'abandonner immédiatement son travail, et c'est à peine s'il a la force de rentrer chez lui. Le frisson dure trois heures, avec claquement des dents, coloration bleuâtre des lèvres et des ongles; la réaction est accompagnée d'une céphalalgie très-violente et de beaucoup d'agitation.

Le 25. P... se sent très-fatigué; il ne retourne pas à son travail et vient me consulter. Le traitement hydrothérapique est proposé et accepté. Le diamètre splénique est de 13 centimètres ½.

Le 26. A deux heures et demie, P... reçoit *une douche générale et une douche splénique.* L'accès est retardé d'une heure; le frisson ne commence qu'à quatre heures, il est moins violent que le précédent ; pendant la réaction, la céphalalgie et l'agitation sont moins prononcées.

Le 28. *Douche à trois heures et demie.* L'accès est retardé de deux heures et ne commence qu'à six heures ; il est peu violent et se termine dès dix heures. Le diamètre splénique est de **10** centimètres.

Le **29**, P... travaille toute la journée.

Le **30**. P... travaille jusqu'à quatre heures, et à cinq heures et demie il vient prendre sa douche ; à huit heures, il éprouve un peu de malaise et une légère céphalalgie.

Le 1er octobre. P..., qui a travaillé toute la journée, prend sa douche à sept heures et demie. Il n'éprouve aucune sensation morbide ; il se considère comme guéri. C'est avec peine qu'il consent à suivre le traitement pendant quelques jours encore. Le diamètre splénique est de **9** centimètres.

Le **11**. La fièvre n'a pas reparu ; la santé de P... est excellente. Le diamètre splénique est de **7** centimètres $\frac{1}{2}$ ; la guérison est complète.

OBS. XIX. — *Fièvre quotidienne; six accès; insuccès du sulfate de quinine; guérison après la 3e douche.* — Landron (Joseph), **29** ans, journalier; constitution grêle, tempérament lymphatique.

Au mois d'août 1851, L... est occupé à couper des joncs dans l'étang de Saint-Quentin, à Trappes (Seine-et-Oise). Le travail est fatigant, les journées sont très-chaudes ; L... boit journellement une grande quantité d'eau, et plusieurs fois il se baigne dans l'étang.

Le **27**, il s'endort, vers huit heures du soir, sur les bords de l'étang, et ne se réveille qu'assez tard dans la nuit.

Le **28**, à trois heures de l'après-midi, L... se sent pris de malaise et de douleurs lombaires ; il a un vomissement bilieux suivi d'un frisson, qui l'oblige à se coucher. A la période algide, qui dure deux heures, succèdent de la chaleur et une sueur très-abondante. L'accès ne se termine que vers minuit.

**Le 29. Mêmes accidents.** L... revient immédiatement dans son domicile, à Versailles; il y arrive au moment où la période de réaction commence, et il envoie chercher un médecin, qui prescrit 3 *décigrammes de sulfate de quinine à prendre tous les matins, jusqu'à cessation de la fièvre.*

Le 30, à cinq heures du matin, L... prend le médicament ordonné; mais l'accès n'en éclate pas moins à trois heures, et il est très-violent (*frisson intense, réaction accompagnée de céphalalgie, d'agitation; sueur très-copieuse*).

Le 31 août, les 1er et 2 septembre, des accès ont lieu, malgré l'ingestion quotidienne du sulfate de quinine.

Le 3, L... vient à Bellevue à dix heures du matin, pour se soumettre au traitement hydrothérapique, dont il a entendu vanter les bons effets.

Le diamètre splénique est de 13 centimètres; le foie ne dépasse point ses limites physiologiques.

A deux heures et demie, *douches générale et splénique.* L'accès commence à cinq heures; il est moins violent, et se termine à dix heures du soir : il est donc retardé de deux heures et raccourci de quatre.

Le 4. *Douche à quatre heures et demie.* L'accès commence à six heures et demie et se termine à neuf heures : le frisson est peu intense; il n'existe, pendant la réaction, ni céphalalgie ni agitation.

Le 5. *Douche à six heures.* Vers neuf heures du soir, L... éprouve un léger malaise, mais il s'endort et ne se réveille que le lendemain matin.

Le 6. *Douche à huit heures.* Nulle apparence de fièvre; le diamètre splénique est de 10 centimètres. J'engage L... à continuer le traitement pendant quelques jours encore.

Le 15, la santé est excellente et la guérison doit être considérée comme complète, car le diamètre splénique n'est plus que de 8 centimètres.

*Obs. XX. — Fièvre tierce; trois accès; insuccès du sulfate de quinine; guérison après la 4ᵉ douche.* — Jean Pichot, 48 ans, journalier; constitution grêle, tempérament lymphatique.

Au mois d'août 1851, P... est allé en Sologne, et il y a été employé aux travaux de la moisson; il a éprouvé de grandes fatigues, a été mal nourri, et a souvent bu de l'eau de mauvaise qualité.

Le 30, vers midi, sans aucun phénomène prodromique, il est pris, tout à coup, d'un frisson extrêmement violent avec claquement des dents; altération profonde de la face, coloration bleuâtre des ongles et des lèvres, vomissements bilieux; la période algide dure deux heures et est suivie d'une réaction accompagnée d'une céphalalgie atroce, d'agitation, de délire; accidents qui sont de nature à faire redouter un caractère pernicieux.

Un médecin est appelé; il prescrit 1 *gramme de sulfate de quinine à prendre dès que l'accès sera terminé.*

Le médicament est administré le lendemain, à cinq heures du matin, et la journée se passe bien; P... se croit guéri.

Le 1ᵉʳ septembre, un nouvel accès éclate à la même heure que le précédent et présente les mêmes caractères.

On prescrit de prendre 1 *gramme de sulfate de quinine le 2, au matin, et un autre le 3.*

P... se soumet à cette prescription; mais, le 2, il part pour Paris, où il arrive le 3, à six heures du matin. A midi commence le troisième accès, qui est plus violent encore que les deux précédents.

Le 4. P... vient me consulter à Bellevue et accepte le traitement hydrothérapique; le diamètre splénique est de 15 centimètres.

Le 5. A onze heures et demi, *douches générale et splénique.* L'accès ne commence qu'à une heure et demie; le frisson est moins intense; pas de vomissements. Pendant la réaction, le malade se plaint d'une violente céphalalgie, mais il n'a pas de délire.

Le 7. *Douche à une heure.* L'accès commence à deux heures et se termine à neuf heures du soir; la céphalalgie a été moins vive. Le diamètre splénique est de 12 centimètres.

Le **9**. *Douche à une heure et demie.* L'accès commence à trois heures et se termine à neuf heures, il est très-léger.

Le **11**. *Douche à deux heures et demie.* A quatre heures, P... éprouve un léger frisson, suivi d'un peu de céphalalgie et de malaise, mais il n'est pas obligé de se coucher, et à six heures il dîne avec appétit.

Le **13**. *Douche à trois heures et demie.* Pas trace de fièvre ; le diamètre splénique est de 9 centimètres et demi.

Le **30**. La santé est excellente ; la rate à 8 centimètres. P... quitte Bellevue.

Obs. **XXI**. — *Fièvre tierce ; deux mois de durée ; insuccès du sulfate de quinine et de l'acide arsénieux.* — M. F..., **23** ans, étudiant en droit ; constitution grêle, tempérament nerveux.

Quoique d'une apparence extérieure très-chétive, M. F... n'a jamais fait de maladie grave, et depuis deux ans il a résisté à de nombreux excès de table, de vin, de veilles, de femmes, et à la fâcheuse influence d'une affection vénérienne constitutionnelle, dont il a été traité par M. Ricord.

Le 7 mai 1852, sans autre cause probable que des excès de table, de femmes et de jeu, qui se sont prolongés pendant quarante-huit heures, M. F... est pris tout à coup, vers dix heures du matin, de malaise, de douleurs lombaires, et de frisson ; il se couche et grelotte pendant deux heures ; la réaction s'opère et est accompagnée d'une vive céphalalgie. L'accès se termine par de la sueur vers dix heures du soir.

Le lendemain matin, M. F... se sent très-bien et retourne à ses habitudes.

Le 9. Nouvel accès à la même heure. Un ami du malade, étudiant en médecine, diagnostique une fièvre tierce et promet une prompte guérison. 3 *décigrammes de sulfate de quinine sont administrés le 10 et le 11, à six heures du matin.* L'accès du 11 n'est nullement modifié ; *la dose du médicament est portée à 1 gramme.*

Le 13, l'accès n'a pas lieu. Le jeune disciple d'Hippocrate conseille de continuer l'usage du sulfate de quinine ; mais M. F... s'y refuse, le médicament ayant produit du malaise, des nausées, de la céphalalgie, et des bourdonnements d'oreille.

Le 22, à la suite d'un excès de table, M. F... a un nouvel accès de fièvre, qui se reproduit les 24, 26, 28 et 30 mai, sans qu'aucun traitement soit opposé à la maladie.

Le 31, M. F..., qui refuse obstinément de prendre du sulfate de quinine, consent à se soumettre au traitement arsenical ; *5 milligr. d'acide arsénieux* lui sont administrés pendant quatre jours de suite, mais des accès n'en ont pas moins lieu les 1er, 3, 5 et 7 juin.

Le 8, le malade consent à prendre 1 gramme de sulfate de quinine ; l'accès n'a pas lieu le 9, et tout traitement est suspendu.

Le 18, sans cause appréciable, éclate un nouvel accès qui se reproduit les 20 et 22.

Le 23, M. F... va consulter Requin, qui prescrit le vin de Séguin ; la fièvre cesse spontanément, et il n'y a pas d'accès le 24.

Le malade prend, matin et soir, 60 grammes de vin de Séguin.

Les 27 et 29, nouveaux accès. Requin prescrit 1 *gramme de sulfate de quinine à prendre chaque jour,* et le malade, que ces fréquentes récidives ennuient beaucoup, se soumet à ce traitement.

Accès le 1er juillet ; rien le 3 et le 5 ; nouvel accès le 7 ; le 8, M. F... vient me consulter, à Bellevue.

*État actuel.* Facies profondément altéré ; décoloration des membranes muqueuses et de la peau ; teint blafard ; palpitations et essoufflement provoqués par le moindre exercice ; anémie très-prononcée ; anorexie, dyspepsie, grande faiblesse musculaire. La rate a 14 centimètres.

Le 9, *douche à neuf heures et demie du matin.* L'accès commence à dix heures et demie, il se termine vers huit heures du soir ; il est d'intensité médiocre, et présente ses trois stades nettement caractérisés. La sueur est très-abondante et fatigue beaucoup le malade.

Des accès de moins en moins violents ont encore lieu les 11 et 13 juillet.

Le 15, l'accès manque complétement. L'état général est infiniment meilleur; le diamètre splénique est de 10 centimètres ½.

Le 25. La fièvre n'a pas reparu; l'appétit est vif, la digestion excellente, le teint coloré. Le malade fait chaque jour, sans fatigue, de longues promenades dans les bois de Méudon. La rate a 8 centimètres.

Le 15 août, M. F... quitte Bellevue, déclarant qu'il ne s'est jamais si bien porté de sa vie.

J'ai rencontré M. F... à Paris, dans le courant du mois de janvier 1853; la guérison ne s'est pas démentie.

Obs. XXII. — *Fièvre quotidienne ; cinq mois de durée ; insuccès du sulfate de quinine, du quinquina, de l'acide arsénieux, des ferrugineux ; guérison après la 5ᵉ douche.* — M. de G...,
33 ans; taille élevée, constitution robuste, tempérament sanguin, santé habituelle excellente.

Au mois de mars 1848, M. de G... contracta en Italie, aux environs de Rome, une fièvre intermittente quotidienne. Les deux premiers accès présentèrent des caractères pernicieux graves ; du *sulfate de quinine* fut administré à hautes doses. Un troisième accès eut lieu le 9 mars, et fut moins violent que les précédents. Le quatrième accès manqua complétement, et M. de G... se considéra comme guéri.

Le 22, étant à Rome, M. de G... eut un nouvel accès très-violent, qui, malgré l'administration immédiate du sulfate de quinine, se renouvela pendant les six jours suivants.

M. de G... quitte Rome le 10 avril, et revient à Paris.

Les 17, 18 et 19, nouveaux accès, et la fièvre est encore une fois coupée par le sel quinique.

Dans les premiers jours de mai, en l'absence de toute cause

déterminante appréciable, quatre accès ont lieu; le sulfate de quinine arrête la fièvre; mais le malade, inquiet de ces incessants retours, consulte M. le professeur Trousseau, qui lui conseille l'usage du *vin de Séguin,* et d'une *infusion de quinquina* prise pendant les repas comme boisson, et coupée avec du vin de Bordeaux.

Pendant six semaines, M. de G... n'éprouve pas le plus léger accident; sa santé est excellente, et pour le coup il se croit définitivement débarrassé de sa fièvre.

Le 30 juin, après quelques excès de femme, M. de G... a un accès de fièvre, qui se reproduit les 1er, 2, 3, 4 et 5 juillet. On en revient au *sulfate de quinine. — 3 pilules de Vallet à chaque repas.*

Le 25, nouvel accès, qui se reproduit chaque jour *pendant trois semaines,* malgré tous les efforts de la thérapeutique. Le *sulfate de quinine,* la *poudre de quinquina,* restent impuissants; la *solution de Boudin* est administrée pendant huit jours, mais elle provoque des douleurs gastriques et de la diarrhée, qui obligent à en suspendre l'emploi.

Le 16 août, le malade m'est adressé par M. le Dr Becquerel.

*État actuel.* Amaigrissement notable, anémie très-prononcée; anorexie, gastralgie, dyspepsie; faiblesse musculaire extrême; c'est à peine si M. de G... peut se tenir debout ou marcher pendant quelques minutes. Le système nerveux est fortement ébranlé; pour le motif le plus léger, M. de G... s'agite, s'irrite ou pleure comme un enfant.

Les accès commencent chaque jour à midi, et se terminent vers sept heures du soir; le frisson est peu intense et ne dure qu'une demi-heure; la réaction est accompagnée d'une assez vive céphalalgie, mais le phénomène prédominant consiste en une sueur profuse qui apparaît vers deux heures et dure cinq heures, obligeant le malade à changer plusieurs fois de linge et même de lit.

Ce sont ces sueurs qui épuisent le malade, et augmentent chaque jour l'amaigrissement et la faiblesse.

A huit heures du soir, M. de G... dîne avec plus ou moins d'appétit, et la nuit est assez bonne.

Le diamètre splénique est de 16 centimètres $\frac{1}{2}$; le foie ne dépasse point ses limites physiologiques.

Le *traitement hydrothérapique* est commencé le 18 août. Dès la première douche, la sueur est moins abondante, et le malade se sent moins fatigué; les accès vont en diminuant de durée et d'intensité jusqu'au 22 août : ce jour-là, M. de G... n'éprouve pas le plus léger phénomène fébrile, et la fièvre n'a pas reparu depuis.

Le diamètre splénique est de 13 centimètres.

Le 30. L'état général est beaucoup meilleur; la rate a 9 centimètres.

Le 30 septembre, M. de G... quitte Bellevue; jamais il n'a joui d'une meilleure santé. Le diamètre splénique est de 8 centimètres.

J'ai revu M. de G... en 1856, la guérison ne s'est pas démentie.

Obs. XXIII. — *Fièvre quarte; quatre mois de durée; insuccès du sulfate de quinine; guérison après la 5e douche.* —François, 45 ans; constitution athlétique, tempérament sanguin, santé habituellement excellente.

F... est employé au chemin de fer de Versailles (rive gauche); au mois de septembre 1852, il a été occupé à des travaux de terrassement, et le 6 octobre, sans phénomènes prodromiques, il est pris tout à coup, à midi, d'un violent accès de fièvre, qui ne se termine que vers les cinq heures du matin. Le frisson est intense, et dure trois heures; il est accompagné de douleurs lombaires et de vomissements bilieux; la réaction est très-vive : céphalalgie qui arrache des cris au malade, agitation, délire; la sueur est extrêmement abondante.

Le lendemain matin, F... ne ressent qu'un peu de courbature, et il retourne à ses travaux.

Le 9, nouvel accès semblable au premier. Un médecin est appelé; il prescrit 50 *centigrammes de sulfate de quinine, à prendre chaque matin.*

Des accès ont lieu les **12, 15, 18, 21** et **24** octobre, malgré l'usage non interrompu du médicament; la dose est-portée à **1** gramme. Deux accès ont encore lieu les **27** et **30**; mais celui du **2** novembre manque, et F... se croit guéri. L'usage du *sulfate de quinine, à la dose de* **1** *gramme chaque jour,* est continué jusqu'au **8**.

Le **27**, F... reste exposé à la pluie pendant une grande partie de la nuit; il se couche à quatre heures du matin ayant très-froid, et il a beaucoup de peine à se réchauffer dans son lit.

Le lendemain un accès éclate à dix heures du matin. F..., qui trouve que le sulfate de quinine se vend très-cher, ne fait aucun traitement; trois accès ont encore lieu, et la fièvre cesse alors spontanément.

Pendant deux mois, les choses se passent très-irrégulièrement; la fièvre reparaît plusieurs fois à des intervalles variables; tantôt un seul accès a lieu, tantôt trois ou quatre accès se succèdent, affectant toujours le type quarte. Le plus souvent, F... ne fait aucun traitement; à plusieurs reprises cependant, il a pris du sulfate de quinine, mais peu méthodiquement, et il assure n'en avoir retiré aucun bon effet.

Vers la fin de janvier 1853, de nouveaux accès ont lieu, et F... vient me consulter à Bellevue, le **12** février.

*État actuel.* Amaigrissement notable, grande faiblesse musculaire, anémie, anorexie, dyspepsie.

Je constate, en présence de MM. de Castelnau et Doyère, que le diamètre splénique est de **17** centimètres; le foie ne dépasse point ses limites physiologiques.

Les accès commencent à trois heures de l'après-midi, et ne se terminent que vers neuf ou dix heures du matin; ils sont toujours très-violents.

Un accès a eu lieu hier, **11** février; le malade prendra une douche le **14**, à deux heures et demie.

Le 15 février. L'accès a été retardé d'une heure; il a été beau-coup moins violent.

Le 17, la douche sera donnée à trois heures et demie.

Le 18, l'accès n'a commencé qu'à six heures du soir.

Le 20, la douche sera donnée à cinq heures et demie.

Le 26. Le malade déclare, en présence de MM. de Castelnau et Doyère, que l'accès du 23 n'a été marqué que par un peu de malaise et de céphalalgie, et ne l'a pas obligé à se mettre au lit. Douche à six heures et demie. Ces messieurs constatent avec moi que le diamètre splénique n'est plus que de 10 centimètres et demi.

Le 27, aucune trace de fièvre hier.

Le 15 mars. La rate a 8 centimètres; F... a recouvré toute sa santé, et il cesse le traitement.

Ces nouvelles observations confirmaient, de tout point, les résultats consignés dans mon mémoire de 1848 (voyez pag. 30-37); elles démontraient de nouveau :

1° Que les fièvres intermittentes sont définitive-ment coupées par *une seule* ou par *plusieurs* dou-ches froides (de 2 à 5, ce dernier chiffre étant ra-rement dépassé).

2° Que le type de la fièvre n'exerce pas une in-fluence appréciable sur cette action antipyrétique des douches froides. L'on trouve, en effet, dans cha-cune de nos deux catégories de faits, des fièvres quotidiennes, tierces et quartes.

3° Que l'âge de la fièvre n'exerce pas une in-fluence plus marquée, puisque l'on trouve égale-ment, dans chacune de nos deux catégories de faits, des fièvres ayant depuis trois accès d'existence jusqu'à cinq mois de durée.

4° Que le volume des viscères abdominaux exerce au contraire, sur l'action antipyrétique des douches froides, une action remarquable : le nombre des douches nécessaires pour couper la fièvre étant en raison directe du volume de ces organes. En effet, chez les six malades de la première catégorie, dont la fièvre a été coupée par une seule douche, le diamètre splénique présentait 7 centimètres $\frac{1}{2}$ au minimum, et 10 centimètres $\frac{1}{2}$ au maximum ($7\frac{1}{2}$, $8\frac{1}{2}$, 9, $9\frac{1}{2}$, 10 et $10\frac{1}{2}$). Chez les six malades de la seconde catégorie, dont la fièvre n'a été coupée que par 3, 4 ou 5 douches, le diamètre splénique présentait 13 centimètres au minimum, et 17 au maximum (12, $13\frac{1}{2}$, 14, 15, $16\frac{1}{2}$, 17).

5° Que dans les cas où plusieurs douches sont nécessaires pour couper la fièvre, chaque douche a pour effet de retarder l'accès suivant, et de le rendre plus court et moins violent, jusqu'à ce qu'enfin tout accident fébrile disparaisse.

Enfin ces nouvelles observations mettaient de nouveau en relief la triple action de la médication hydrothérapique antipaludéenne (voyez pag. 38, 39) :

L'action antipériodique,
L'action résolutive,
L'action reconstitutive;

Et elles confirmaient la remarquable et constante

efficacité de cette médication, et par conséquent sa supériorité sur le sulfate de quinine, le quinquina, l'acide arsénieux, et les autres agents fébrifuges de la matière médicale.

En 1852, le 2 mars, je lus à l'Académie de Médecine une note destinée à appeler l'attention de cette docte compagnie sur les effets des douches froides appliquées au traitement de la fièvre intermittente; ma lecture s'acheva paisiblement au milieu de l'inattention générale, au bruit des conversations particulières, et mon travail fut renvoyé à une commission dite *commission des succédanés du quinquina.*

Peut-être se retrouvera-t-il un jour dans les cartons de M. Grisolle, qui est le rapporteur de cette commission..... depuis six ans (1).

Au mois d'août 1852, S. A. I. le Prince-Président de la République m'ayant fait l'honneur de m'interroger sur les diverses applications de l'hydrothérapie, je mentionnai les effets des douches froides appliquées au traitement de la fièvre intermittente.

Le Prince, avec la rapidité et l'étendue d'intuition qui le caractérisent, comprit immédiatement toute l'importance de la question.

*Remettez-moi une note,* me dit S. A. I.; *ceci est*

---

(1) La commission des succédanés du quinquina a été nommée le 4 novembre 1851; elle est composée de MM. Chomel, Rostan, Rayer, Bouvier, Bricheteau, Guibourt, Piorry, et Grisolle, rapporteur.

*d'un grand intérêt pour l'administration des hôpi-taux militaires.*

La note fut remise le lendemain matin.

Le 27 août, je reçus des bureaux du ministère de la guerre une lettre ainsi conçue :

«Monsieur, vous m'avez fait connaître que vous aviez décou-vert un moyen de guérir les fièvres intermittentes, sans recourir à l'emploi du sulfate de quinine, et vous *me priez d'en prévenir le Conseil de santé des armées , pour qu'il en fasse l'essai dans les hôpitaux militaires.*

« Je regrette de ne pouvoir vous accorder cette *autorisation,* puisqu'il s'agit d'un *remède secret,* et que, dans aucun cas, les militaires malades ne doivent servir de matière à expérimenta-tion.

«J'ai l'honneur de vous saluer.

«*Signé :* DARRICAU.»

Après avoir décliné le titre de débitant de re-mèdes secrets, et après avoir répondu que je n'avais point eu à demander *l'autorisation d'adresser une prière, à l'effet d'engager le Conseil à faire l'essai de ma méthode,* je portai l'épître administrative à Saint-Cloud.

«Monseigneur, dis-je au Prince, Votre Altesse me doit une éclatante réparation ; car, grâce à Elle, je viens d'être pris pour un marchand d'orviétan !»

Le 8 septembre, M. Darricau me faisait l'honneur de m'adresser la lettre suivante :

«Monsieur le docteur, par une lettre du 27 août dernier, et en réponse à la *proposition* que vous m'adressiez de faire expérimenter, dans les hôpitaux militaires, votre nouvelle médication contre la fièvre intermittente, on avait dû vous indiquer les motifs qui paraissaient de nature à faire *ajourner* l'acceptation de vos offres.

« Les explications que vous m'avez fait parvenir depuis lors ne pouvaient que me disposer à reprendre votre proposition, et à demander au Conseil de santé des armées s'il n'y aurait pas lieu de donner, exceptionnellement, satisfaction aux vues philanthropiques qui vous font insister sur les avantages de votre méthode de traitement.

« En vous adressant ci-joint copie des conclusions du Conseil de santé, il ne me reste qu'à vous remercier de vos offres, et à vous exprimer le regret de ne pouvoir revenir sur la première détermination dont il vous a été donné avis.

« Recevez, Monsieur, l'assurance de ma parfaite considération.

« Pour le Ministre de la guerre, et par son ordre :

« *Le Conseiller d'État, directeur de l'Administration,*

« *Signé :* Darricau. »

Le résultat de la bienveillante intervention du Prince-Président, et de mon *insistance,* était assez triste ; mais enfin l'administration et la science avaient été mises en demeure de se prononcer ; je me trouvais en présence d'une délibération du Conseil de santé des armées, composé d'hommes éminents, honorables, compétents ; tout espoir n'était donc pas perdu ! Je me hâtai de prendre connaissance des *conclusions* du Conseil.....

Ces conclusions, les voici :

Paris, le 1<sup>er</sup> septembre 1852.

Monsieur le Ministre,

Dans une lettre que vous avez communiquée au Conseil de santé, en lui faisant l'honneur de lui demander son avis sur la suite à y donner, M. le D<sup>r</sup> Fleury insiste sur la demande qu'il vous a déjà faite d'être mis à même d'essayer, sur quelques militaires, le traitement qu'il préconise contre les fièvres intermittentes.

M. le D<sup>r</sup> Fleury fait observer, à ce sujet, que sa méthode ne constitue pas un remède secret, et qu'elle est soumise au jugement de l'Académie des sciences et de l'Académie nationale de Médecine.

M. le D<sup>r</sup> Fleury, médecin des plus distingués , connu par des travaux justement estimés, occupant dans le monde médical un rang honorable , ne peut être confondu dans la foule des inventeurs de remèdes secrets, qui tentent chaque jour la crédulité publique.

D'autre part, la méthode hydrothérapique, dont M. le D<sup>r</sup> Fleury assure avoir constaté les avantages, n'est effectivement ni secrète ni nouvelle, mais elle a été, et est encore, controversée dans la science. A côté des succès dont elle s'est glorifiée, on lui a reproché des revers assez nombreux, ou du moins une inefficacité qui peut avoir de fâcheux résultats *dans les cas graves, où agir énergiquement et sans retard est une condition indispensable de la guérison.*

Dans cette incertitude, l'emploi de la méthode préconisée par M. le D<sup>r</sup> Fleury ne peut avoir que le caractère de l'expérimentation.

La question étant encore pendante devant l'Académie des sciences, et surtout devant l'Académie nationale de médecine, légalement instituée pour apprécier les remèdes nouveaux, il paraît convenable d'attendre le rapport que prépare la commission chargée de l'examen du remède proposé pour remplacer le quinquina dans le traitement des fièvres intermittentes, et à laquelle le travail de M. le D^r Fleury a été renvoyé.

Dans cette situation de la question, le Conseil de santé, tout en rendant pleine justice aux lumières et aux philanthropiques intentions de M. le D^r Fleury, se voit dans l'impossibilité de se départir en sa faveur des principes qui l'ont toujours guidé, à savoir : que les militaires malades doivent être laissés en dehors de toute expérimentation médicale, et que les moyens thérapeutiques sanctionnés par une longue expérience, ou par les autorités scientifiques compétentes, sont les seuls qui doivent être employés contre leurs maladies.

Je suis, etc.

*Le Président du Conseil de santé,*

*Signé :* Bégin.


Je dois avouer que je ne fus que très-médiocrement satisfait de l'œuvre de M. Bégin ; il me sembla que les intérêts de la science, de l'humanité, voire même de l'administration, commandaient des errements tout différents ; je ne compris pas très-bien comment *des revers assez nombreux* avaient pu être reprochés à une médication *qui n'avait jamais été appliquée ;* on opposait donc au traitement méthodique et rationnel des fièvres intermittentes par les douches froides, des revers subis par l'hydrothérapie empirique dans le traitement de la pneumonie ou du choléra ? Mais alors l'objection était dérisoire ! — Il est encore dans la lettre de M. Bégin plusieurs autres choses que je ne compris pas très-bien ; mais il ne me convenait pas d'entrer en discussion, en lutte, avec le Conseil de santé des armées, et je m'abstins, — me contentant de continuer à guérir, à Bellevue, *tous* les fiévreux qui vinrent y réclamer le secours de l'hydrothérapie rationnelle.

Au mois d'octobre 1853, le maréchal Saint-Arnaud, alors ministre de la guerre, se rappela la note qui lui avait été transmise, un an auparavant, par les ordres du Prince-Président.

«*Pourquoi*, me dit un jour le ministre, *cette affaire n'a-t-elle pas eu de suite?*

— Mais parce que le Conseil de santé des armées a déclaré qu'il n'y avait pas lieu d'expérimenter mon *fébrifuge*.

— *Et sur quels motifs s'est fondé le Conseil?*»

Je glissai quelques mots dans l'oreille du maréchal.

«*Mais enfin le Conseil a dû prendre une délibération, exposer ses raisons?*

— Certainement, monsieur le maréchal, et si vous voulez bien me le permettre, je vous représenterai cette délibération, enrichie de quelques notes et commentaires.

— *Je ne demande pas mieux; ceci est une affaire qui mérite un sérieux examen.*»

Le lendemain, **23** octobre, je remettais au ministre la pièce suivante :

Monsieur le Maréchal,

Il y a un an environ, sur l'invitation de S. A. I. le Prince-Président, Votre Excellence eut la bonté de transmettre au Conseil de santé la proposition faite par moi de traiter gratuitement, par les procédés hydrothérapiques, les soldats affectés de fièvre intermittente récente, ou ancienne et rebelle au sulfate de quinine.

Le Conseil de santé, par l'organe de M. le D<sup>r</sup> Bégin, opposa à ma demande des considérations que je replace sous les yeux de Votre Excellence, et auxquelles je me permettrai d'opposer à mon tour :

1° Que l'efficacité de l'hydrothérapie *contre la fièvre intermittente* n'est nullement controversée; qu'elle a été constatée par Currie et Giannini; par M. le professeur Piorry et un grand nombre de médecins, à Bellevue; par tous les élèves qui suivaient l'hôpital de la Charité, pendant le temps que j'y remplaçais M. le professeur Bouillaud; qu'elle a été établie par moi sur des observations nombreuses, authentiques, présentées à l'Académie des sciences et publiées depuis;

2° Que cette médication n'a éprouvé aucun revers *dans l'espèce,* c'est-à-dire sur des sujets atteints de fièvre intermittente ;

3° Que la fièvre intermittente *non pernicieuse* n'est point une maladie dans laquelle il faille agir *énergiquement et sans retard,* sous peine de compromettre la vie du malade, et que, d'ailleurs, l'hydrothérapie a réussi parfaitement là où toutes les autres méthodes de traitement avaient échoué;

4° Que dans l'espèce, il n'existe pas la moindre *incertitude,* et qu'on ne peut plus qualifier d'*expérimentation* l'emploi d'une méthode qui a été appliquée un nombre considérable de fois AVEC UN SUCCÈS CONSTANT ;

5° Qu'il serait absurde et coupable de subordonner au bon plaisir d'un rapporteur de l'Académie une question complétement jugée, qui intéresse l'administration à un haut degré, au double point de vue de la santé du soldat et de l'économie énorme que

réaliserait la substitution de l'hydrothérapie au sulfate de quinine, médicament dont le prix est si élevé, et qu'altère si souvent
la sophistication.

Aujourd'hui, que le gouvernement de l'Empereur a si heureusement remplacé les lenteurs et les vaines formalités des bureaux
par la volonté et l'intelligente initiative de l'administration supérieure, je crois de mon devoir de médecin, d'honnête homme et
de bon citoyen, de renouveler ma proposition, en me fondant :

1° Sur ce que, depuis un an, j'ai encore traité et guéri par
l'hydrothérapie un grand nombre de sujets affectés de fièvre intermittente récente, ou ancienne, rebelle au sulfate de quinine,
et accompagnée d'une lésion profonde du foie et de la rate ;

2° Sur ce que, parmi ces malades, se trouvaient plusieurs officiers de l'armée, et qu'il serait déplorable de refuser aux soldats
les bienfaits d'une médication à laquelle les chefs sont libres de
recourir, et à laquelle ils s'adressent, en effet, avec empressement.

Pour s'écarter d'ailleurs le moins possible des règlements, et
pour accorder toute satisfaction aux scrupules, certainement honorables, du Conseil de santé, je propose à Votre Excellence d'é-
tablir, dans la caserne de Sèvres, une infirmerie *placée sous la
direction d'un chirurgien-major,* et destinée à recevoir un nombre déterminé de soldats atteints de fièvre intermittente, non pernicieuse, récente ou ancienne.

Les malades seraient traités gratuitement par moi à Bellevue ;
je recueillerais les observations, conjointement avec M. le chirurgien-major, auquel je concéderais volontiers le droit de faire
suspendre le traitement, dès qu'il le jugerait inefficace ou dangereux. Les résultats seraient placés sous les yeux de Votre Excellence, au fur et à mesure des guérisons ou des insuccès constatés.

En formulant ces propositions, qui répondent aux plus sévères
exigences, qui offrent toutes garanties, et que je serais heureux
de voir agréer par Votre Excellence, je n'ai pas besoin d'affirmer
que je n'ai d'autre but, d'autre ambition que de servir les intérêts
de l'humanité et de l'État, et de répondre, dans les limites de mes

forces, aux bontés dont il a plu à Sa Majesté l'Empereur de m'accorder tant de preuves.

Veuillez agréer, etc.                    *Signé :* L. FLEURY.


Sur ce document, le maréchal Saint-Arnaud écrivit de sa main : M. FLEURY A RAISON SUR TOUS LES POINTS ; JE VEUX QUE L'HYDROTHÉRAPIE SOIT EXPÉRIMENTÉE.


Ma cause était gagnée ! Une volonté toute-puissante avait prononcé, et le Conseil de santé ne devait plus intervenir que pour réglementer le service de l'infirmerie que j'avais proposé d'établir à Sèvres.


Le 15 février 1854, la lettre suivante me fut remise par M. Darricau, à la suite d'une longue conversation dont je garderai un agréable et reconnaissant souvenir.


Paris, le 15 février 1854.

Monsieur le Docteur,

Les explications que vous m'avez transmises touchant l'efficacité des applications hydrothérapiques dans le traitement des affections intermittentes, les offres désintéressées que vous m'avez faites, à cet égard, pour le traitement d'un certain nombre de militaires à Bellevue, ne pouvaient que me disposer à proposer au Conseil de s'associer aux mesures que réclamait l'acceptation de cette offre. J'ai donc fait part de votre dernière lettre à cette société savante ; mais la réponse faite à cette communication, réponse dont je vous transmets ci-joint copie, ne me laisse que le regret de renoncer, quant à présent, à passer outre en une matière qui, je dois le reconnaître, sort, en définitive, de ma compétence directe.

Recevez, monsieur le Docteur, l'assurance de ma parfaite considération.

*Le Maréchal de France, ministre secrétaire d'État de la guerre,*

Saint-Arnaud.

Je me fais un devoir de reproduire, *in extenso,* le dernier document émané du Conseil de santé, en prenant toutefois la licence de placer en regard quelques observations, sur le mérite desquelles le lecteur aura à se prononcer.

Paris, 11 décembre 1853.

Monsieur le Maréchal,

Consulté par Votre Excellence, en septembre 1852, sur la suite à donner à une demande de M. le Dʳ Fleury, qui sollicitait l'autorisation d'appliquer à des militaires un traitement qu'il préconise contre les fièvres intermittentes, le Conseil de santé des armées eut l'honneur d'émettre l'avis que le traitement dont il était question étant encore à l'état d'essai, il n'y avait pas lieu de se départir, à son occasion, des principes qui l'ont toujours guidé, à savoir: que les militaires malades doivent être traités en dehors de toute expérimentation médicale, et que les moyens thérapeutiques sanctionnés par une longue expérience, ou par les autorités scientifiques compétentes, sont les seuls

Il s'agit d'un traitement appliqué depuis *sept années* à un nombre considérable de malades, avec un succès constant. Quelle est donc la longueur du temps qui fait passer une médication de l'état d'*essai* et d'*expérimentation* à celui de moyen thérapeutique *sanctionné par l'expérience ?* Il aurait fallu le dire.

qui doivent être employés contre leurs maladies.

Il concluait, en conséquence, à ce qu'on attendît, pour statuer sur la demande de M. le D⁰ Fleury, le jugement à intervenir des Académies des sciences et de médecine, ainsi que de la commission des succédanés du sulfate de quinine, qui étaient ou pouvaient être saisies de la question.

Dans une lettre du 22 octobre dernier, M. le Dʳ Fleury revient à la charge, armé, dit-il, de nouveaux faits, et opposant diverses considérations à celles sur lesquelles le Conseil de santé s'était fondé pour justifier sa délibération.

M. le Dʳ Fleury affirme, d'abord, que l'efficacité de l'hydrothérapie contre les fièvres intermittentes n'est plus controversée, et que l'emploi de cette méthode ne peut être, désormais, qualifié d'expérimentation. Il propose, ensuite, de placer, dans une infirmerie créée à cet effet dans la caserne de Sèvres, et sous la direction d'un chirurgien-major, un certain nombre de militaires atteints de fièvre intermittente. Les militaires seraient traités gratuitement à Bellevue, de concert avec le médecin-major, qui aurait le droit de suspendre le traitement s'il le jugeait insuffisant ou dangereux, et les résultats seraient placés sous les yeux de Votre Excellence au fur et à mesure des guérisons ou des insuccès constatés.

Ces tentatives vous ont paru, monsieur le Maréchal, recommandables à plus d'un titre, et vous

C'est précisément parce que l'on risquait d'attendre *fort longtemps* que M. Fleury a insisté.

faites au Conseil de santé l'honneur de lui demander dans quelle mesure il peut leur être donné suite.

La lettre de M. le D<sup>r</sup> Fleury contient deux parties très-distinctes : la partie médicale ou la thérapeutique en elle-même, et le mode d'exécution de cette pratique, le lieu où elle sera mise en usage.

M. le D<sup>r</sup> Fleury dénie que l'on puisse qualifier d'expérimentation l'emploi d'une méthode qui a été appliquée un nombre considérable de fois, *avec un succès constant.* L'efficacité de l'hydrothérapie contre les fièvres intermittentes a été constatée, dit-il, par Currie, par Giannini, par M. le professeur Piorry, un grand nombre de médecins, et tous les élèves qui suivaient l'hôpital de la Charité pendant qu'il y remplaçait M. le professeur Bouillaud ; elle a été établie sur des observations nombreuses, authentiques, présentées à l'Académie des sciences et publiées depuis.

Au sujet de Currie et de Giannini, il est à remarquer que le premier n'a fourni à M. le D<sup>r</sup> Fleury que le point de départ de ses idées, et que le second, en employant les immersions dans l'eau froide, n'avait en vue que de modérer les accès et de favoriser l'action du quinquina.

Le traitement de M. le D<sup>r</sup> Fleury s'éloigne, quant au mode d'application, et quant à tout ce qu'il se propose d'atteindre, des pratiques de Currie et de Giannini : c'est une innovation thérapeutique, et c'est à ce titre que les obser-

Les observations de Currie et de Giannini établissent péremptoirement *l'innocuité* de la médication, et même une efficacité relative. Là est toute la question. *Il est à remarquer,* d'ailleurs, que ce paragraphe est la reproduction des paroles inscrites par M. Fleury dans son mémoire.

Il est clair que, si M. Fleury n'avait introduit aucune *innovation* dans le traitement de la fièvre intermittente, le débat n'aurait pas eu de raison d'être. Mais cette innovation ne porte que sur le *modus faciendi,* sur le procédé opératoire, et elle ne change rien au fond de la question, parfaite-

vations destinées à en démontrer l'utilité ont été, par M. Fleury lui-même, soumises en 1848 à l'Académie des sciences, qui nomma pour les examiner MM. Serres, Andral et Rayer.

Il serait absurde et coupable, dit M. le Dr Fleury, de subordonner au bon plaisir d'un rapporteur une question complétement jugée; — mais par qui jugée? Il n'y a de complétement jugé, surtout lorsqu'il s'agit de la santé et de la vie des hommes, que ce qui a été vérifié et soumis à un contrôle sérieux et compétent. Les inventeurs, si honorables, si judicieux qu'ils puissent être, sont exposés à des illusions contre lesquelles il sera toujours sage de se prémunir.

Quant au bon plaisir du rapporteur, M. le Dr Fleury n'ignore pas qu'il est toujours possible, par l'intermédiaire de MM. les Ministres de l'instruction publique ou de l'intérieur, d'obtenir des Académies des sciences et de médecine des rapports d'urgence, toutes les fois qu'il est question d'un grand intérêt de thérapeutique et d'humanité.

Les affusions et les immersions froides, tant vantées par les médecins anglais contre les fièvres graves (typhoïdes de notre époque), n'ont pas résisté à une expérience plus sévère, et, malgré les efforts du clinicien le plus célèbre du temps, Récamier, placé à la tête du premier hôpital de Paris, l'Hôtel-Dieu, n'ont jamais pu s'acclimater en France.

ment établie par la pratique de Currie et de Giannini.

Quelles sont les conditions d'un contrôle sérieux et compétent? — A moins que le contrôle sérieux et compétent ne soit superflu pour résoudre une question par la négative, et qu'il ne soit licite de repousser toute *innovation* sans examen, pourquoi MM. les membres du Conseil ne se sont-ils pas mis en mesure d'exercer ce contrôle? — Des *illusions!* à propos d'accès fébriles qui sont ou qui ne sont plus! Des illusions! à propos du volume de la rate physiquement constaté!

C'est justement parce que M. Fleury ne l'ignore pas, qu'il s'est bien gardé, et qu'il se gardera bien, de réclamer un rapport d'urgence!

A quel titre intervient ici la fièvre grave, typhoïde de notre époque! Prétend-on conclure de la fièvre typhoïde à la fièvre intermittente?

Après avoir lu le passage cité plus haut de la lettre de M. Fleury, n'y a-t-il pas lieu de s'étonner que son traitement si largement employé, ayant eu tant de témoins de ses succès, n'ait été adopté ni par les autres médecins de la Charité, ni par M. Bouillaud lui-même, et qu'enfin il ne soit pas devenu de pratique générale? Il n'a pas fallu six mois pour rendre universel l'usage de la quinine.

Pourquoi? Si MM. les membres du Conseil le savent, il aurait fallu le dire; s'ils ne le savent pas, ils auraient dû s'en enquérir; mais poser la question, sans la résoudre, n'est pas un argument dont la valeur soit facile à saisir.

M. le Dʳ Fleury invoque le témoignage de M. le professeur Piorry. Après avoir constaté deux fois, à Bellevue, une diminution de la rate qui survenait très-promptement et en quelques minutes, sous l'influence d'une douche d'eau froide, M. le Dʳ Fleury lui ayant assuré que sous cette influence la fièvre cessait, M. le professeur Piorry voulut mieux examiner cette grande question. Plusieurs malades (4 ou 5), atteints de splénomégalie et de fièvres intermittentes qui y étaient liées, furent soumis à des douches dirigées pendant quelques minutes sur la région splénique. Il fut facile de constater que, dans l'espace de ces quelques minutes, la rate diminuait, et que ce jour-là la fièvre était moins vive. On continua les jours suivants, et malheureusement le lendemain de la diminution, l'organe devenait de nouveau volumineux; la fièvre aussi reparaissait. Ces essais ne furent pas continués plus de douze à quinze jours, et les douches furent abandonnées, non pas parce qu'elles n'ataient pas d'effet, mais parce que

Une note particulière sera consacrée à ce paragraphe.

l'engorgement splénique reparaissait, et que la curation était évidemment moins sûre que par l'action du sulfate de quinine et du sel marin.

Ces détails suffisent pour démontrer péremptoirement que, loin d'être complétement résolue, ainsi que le prétend M. le Dr Fleury, la question du traitement des fièvres intermittentes par l'usage extérieur de l'eau fraîche, est encore à l'état de problème thérapeutique, qui nécessite, pour être résolu, d'ultérieures expérimentations.

Ces détails suffisent pour démontrer péremptoirement, qu'aucune objection sérieuse n'a pu être opposée par MM. lés membres du Conseil à la proposition faite par M. Fleury.

Il serait déplorable, dit M. le Dr Fleury, de refuser aux soldats les bienfaits d'une médication à laquelle les chefs sont libres de recourir, et à laquelle ils s'adressent en effet avec empressement. Sans vouloir entrer dans le détail du nombre des officiers ainsi traités, la question ne peut être posée ainsi. L'officier est *libre* de se faire traiter à la chambre, ou ailleurs, par un médecin de son choix ; le soldat, au contraire, doit aller où on l'envoie et accepter le praticien qu'il y rencontre. Si l'officier éprouve des mécomptes, il ne peut en accuser que son aveuglement; pour le soldat, la responsabilité du mal incombe sur l'autorité ordonnatrice. Le premier est imprudent, le second est victime.

C'est précisément parce que le soldat *est obligé d'aller où on l'envoie,* qu'il est de devoir rigoureux de l'envoyer là, où il doit rencontrer la pratique la plus efficace et la plus sûre.

Mais , en admettant, ce qui est contesté, tout ce que prétend M. le Dr Fleury de l'efficacité de la médication aqueuse extérieure contre les fièvres intermittentes , qu'en résulterait-il au point de vue de la médecine militaire? Dans le climat de Paris, les fièvres intermittentes n'ont que très-rarement un caractère prononcé de persistance et de gravité. Le repos, le régime, quelques soins très-simples, l'éloignement des causes productrices, suffisent pour guérir un grand nombre d'entre elles dans nos hôpitaux. Les autres cèdent à des doses si minimes de sulfate de quinine, que la substitution des douches à son usage ne constituerait pas une économie sensible, si économie il y avait.

Mais en serait-il de même dans les localités où les fièvres sont endémiques, dans la Charente-Inférieure, dans la Bresse, la Sologne, à Rome et plus particulièrement encore en Algérie; en un mot, dans les contrées où, sans être pernicieux à leur début, les accès ont cependant une tendance prononcée à le devenir et où la maladie se montre, dans presque tous les cas, opiniâtre et difficile à vaincre? Ici la prudence veut que, dans l'incertitude du lendemain, le médecin emploie, le jour même, le moyen le plus sûr et le plus énergique.

Là, monsieur le Maréchal, est le problème véritable; guérir des fièvres intermittentes à Paris au moyen des douches fraîches ne démontrerait pas suffisamment que le même moyen réussirait ailleurs, ni qu'il fût opportun de l'y appliquer.

Quant au mode proposé par M. le D<sup>r</sup> Fleury pour faire jouir les militaires des bienfaits de la médication qu'il préconise, il est tout à fait sans aucun avantage réel et tout

Même dans le climat de Paris, où les fièvres intermittentes ne sont pas toujours aussi bénignes que veulent bien le dire MM. les membres du Conseil, la substitution des douches froides au sulfate de quinine serait un important bienfait, au double point de vue de l'économie et de la thérapeutique.

Il n'est aucune raison pour qu'il n'en soit pas ainsi. Mes premières observations ont précisément trait à une *endémo-épidémie grave*, développée *sous le climat de Paris,* et j'ai guéri, ensuite, un grand nombre de fièvres anciennes et rebelles, contractées dans la Bresse, en Sologne, et *particulièrement en Algérie*. Le seul moyen, d'ailleurs, de résoudre la question, c'est d'expérimenter, et en ceci les douches froides sont dans les conditions de toutes les médications possibles.

Cet argument, présenté avec tant de solennité et de dogmatisme, est réduit à néant dès qu'il est prouvé que l'on a guéri, *à Paris*, des fièvres *anciennes et rebelles* contractées *ailleurs*.

rempli des inconvénients les plus manifestes et les plus sérieux.

En principe, les soldats ne pouvant à aucun titre, sous aucun prétexte , être l'objet d'expérimentations médicales, du jour où l'on pourra croire dans le pays, ou dans l'armée, que nos soldats sont exposés à servir à des essais de médicaments, l'alarme sera jetée partout, les familles seront sans sécurité , le soldat prendra l'hôpital en horreur, l'administration, et surtout les médecins militaires, perdront la confiance, qui est la première condition du succès de leur mission.

Si le département de la guerre obtempérait à la demande de M. le D\u02b3 Fleury, le principe établi par le Conseil de santé des armées et jusqu'à présent approuvé par tous les ministres, vos prédécesseurs, monsieur le Maréchal, serait renversé , et la porte ouverte à toutes les prétentions analogues. Nous verrions affluer de nouveau les arcanes, les spécifiques, les préservatifs sous toutes les formes , et jusqu'à la syphilisation, qui n'ont jamais manqué de prôneurs enthousiastes et puissants, et dont il n'a été possible de préserver l'armée qu'en les renvoyant devant leurs juges naturels et compétents.

Faire traiter des militaires atteints de fièvre intermittente simple à Bellevue, est d'ailleurs complétement inutile. Nos grands hôpitaux militaires sont suffisamment pourvus de tout ce qui est nécessaire aux traitements de ce genre. Les médecins traitants ont une entière

Toujours le même argument, toujours le même abus du mot *expérimentation*. Du jour où l'on pourra croire dans le pays, ou dans l'armée, que nos soldats sont traités d'après les méthodes les plus efficaces et les plus sûres, la sécurité sera partout et principalement dans les familles; les soldats ne redouteront plus l'hôpital; l'administration, et surtout les médecins militaires, seront animés de la confiance qui est la première condition du succès de leur mission.

L'exception ne détruit pas la règle, et c'est *exceptionnellement* que le ministre voulait accueillir la proposition de M. Fleury. L'administration n'y aurait rien perdu de son autorité, et la porte serait restée fermée à la *syphilisation* , aux *arcanes*, aux *spécifiques*, qui n'ont pas plus à voir ici que la *fièvre grave* , *typhoïde de notre époque*. Le Conseil de santé est précisément institué pour accueillir et juger les innovations, les progrès, les modifications introduits dans la science; il devient parfaitement inutile s'il ne s'agit plus que d'appliquer, brutalement et aveuglément, *un principe absolu une fois posé*.

Les hôpitaux sont suffisamment pourvus, les médecins traitants ont latitude pour employer les moyens divers pharmaceutiques ou agents que l'administration et les règlements mettent à leur disposition. Il n'y a dans cet emploi ni secret ni mystère, les règles en sont parfaitement établies et connues; l'ouvrage de M. le D<sup>r</sup> Fleury pourrait, au besoin, servir de guide, et l'on n'attend que la constatation suffisante des avantages attribués à ce système pour le mettre en usage; mais encore une fois, ce ne sont pas nos soldats qui doivent servir aux *essais* pour les obtenir.

une entière latitude; et cependant, depuis sept ans, rien n'a été tenté. Pourquoi ? *Parce que, encore une fois...* Nouvelle reproduction des mêmes arguments, sous une forme qui n'a pas même le mérite d'être neuve.

Placer des hommes en traitement à Bellevue serait aggraver tous les inconvénients inhérents à l'expérimentation médicale. La presse s'emparerait immédiatement d'un pareil fait, l'autorité militaire semblerait accorder à un système thérapeutique un patronage en dehors de ses attributions, et les hommes sérieux dans la médecine de l'armée, comme dans la médecine civile, s'affligeraient de la voir entrer dans cette voie.

Ce dont les hommes sérieux s'affligent, c'est de voir la routine, l'opposition systématique, repousser obstinément, et sans examen, les découvertes dont l'utilité est le mieux établie.

Le Conseil de santé des armées n'a jamais manqué, jusqu'à présent, d'accueillir et d'introduire dans la pratique médicale militaire les moyens dont l'art s'est successivement enrichi; les chlorures alcalins, le sulfate de quinine, de salicine, l'huile de foie de morue, le chloroforme, les préparations d'iode, le traitement expéditif de la gale, en témoigneraient au besoin. Rien de véritablement utile n'a été ni négligé ni repoussé par lui; mais il a mis à leur adoption la prudence

Ceci prouverait, tout au plus, que toute règle est soumise à de fâcheuses exceptions.

Si le Conseil persiste dans la voie où il s'est engagé dans l'espèce, on peut

que commande le respect de la santé et de la vie du soldat. On ne citerait pas une médication qui, par une fortune non prévue et un succès réel, infirme ses jugements.

En résumé, monsieur le Maréchal, tout en appréciant, comme elle doit l'être, l'insistance de M. le D$^r$ Fleury, et en faisant des vœux pour que ses efforts soient d'ailleurs couronnés de succès, le Conseil de santé, dominé par des intérêts d'un ordre supérieur, ceux de l'administration et du service de santé militaire, considérant que la question n'a pas fait de progrès manifeste depuis 1852, se voit, à regret, dans l'impossibilité d'appuyer les nouvelles propositions de cet estimable médecin, et de modifier dans ce sens l'avis rappelé dans la première lettre qu'il a eu l'honneur de soumettre à Votre Excellence, à l'époque précitée.

Je suis, etc.

lui prédire, à coup sûr, que les douches froides infirmeront son jugement.

En résumé, tout en appréciant, comme elle doit l'être, la résistance qui lui est opposée, M. Fleury fait des vœux pour que désormais le Conseil chargé d'édifier l'autorité concilie, dans une mesure plus juste et plus éclairée, les exigences de l'administration, les progrès de la science, et les intérêts des soldats malades.

*Le Président du Conseil de santé,*

*Signé :* BÉGIN.

Je disais, dans ma réponse, que l'intervention de M. Piorry dans le débat serait l'objet d'une note spéciale ; ici je dois, en effet, entrer dans quelques détails.

En raison des faits dont j'avais rendu M. Piorry témoin à Bellevue, et de quelques paroles que m'avait dites ce professeur, j'avais cru pouvoir invoquer son témoignage et son autorité. Ce témoignage et cette autorité se retournaient contre moi dans le factum de MM. les membres du Conseil. Désireux de m'éclairer sur ce point, j'écrivis à M. Piorry de vouloir bien me faire connaître les expérimentations faites par lui, quant aux douches froides appliquées *au traitement de la fièvre intermittente*. Voici la lettre que m'adressa M. Piorry, en date du 12 février 1854 :

«Mon cher confrère et ami,

« Je n'ai d'autres faits relatifs à l'influence qu'exercent les douches froides *sur le volume du foie et de la rate* que *ceux que vous connaissez et dont je vous ai parlé*. Il s'agit de *cinq* ou *six* malades chez lesquels, pendant la dernière année de mon service à la Pitié et *en été*, j'ai eu recours à ce moyen, *alors que la température de l'atmosphère le permettait*. Ainsi que vous, j'ai vu, sous l'influence de cette médication, la rate diminuer très-promptement de volume, et cela tout aussitôt que le courant d'eau était porté sur cet organe. Quand cet effet était produit, la *fièvre* diminuait ou disparaissait. C'était *presque* comme si l'on eût donné du sel marin ou du sulfate de quinine, dont l'action n'est pas plus prompte. Seulement il y avait cette différence, *c'est que la rate reprenait le lendemain* UNE GRANDE PARTIE de son volume, *ce qui n'avait pas lieu après l'action du sel de quinine*. On recommençait *une* ou *deux fois* l'emploi des douches, et il y avait toujours diminution d'abord, et plus tard *retour de l'affection splénique et de la fièvre*. Vous m'avez *dit que, si l'on continuait ce moyen pendant plusieurs jours de suite, la fièvre et la splénomégalie n'avaient plus lieu*. Je crois complétement à votre esprit d'observation et à votre sincérité ; aussi je me reproche de n'avoir pas mis plus de suite dans ces recherches, que je suis du reste trèsdécidé à reprendre. Je me rappelle que chez vous, à Bellevue, j'ai vu aussi décroître, pendant la douche, et le foie et la rate. Voilà ce que je sais, et ce que je me hâte de vous communiquer ; en y ajoutant, etc.                    «*Signé :* PIORRY.»

De pareils renseignements ne coïncidaient guèrc avec les assertions et les inductions de MM. les membres du Conseil. Je priai donc M. Piorry de vouloir bien s'expliquer avec plus de précision, et voici la note qu'il me remit, en date du 22 février :

« Les expériences que j'ai faites sur cinq ou six malades ne sont pas assez concluantes, elles n'ont pas été faites avec assez de suite, pour qu'il soit possible d'en tirer une conclusion de quelque valeur; mais, dans tous les cas, elles militent en faveur des douches froides beaucoup plus qu'elles ne s'élèvent contre elles.

« *Signé :* Piorry. »

De deux choses l'une :

Ou M. Piorry avait présenté à MM. les membres du Conseil, comme ayant une valeur quelconque, les renseignements que je viens de placer sous les yeux du lecteur ;

Ou MM. les membres du Conseil avaient attribué une valeur quelconque à des renseignements présentés tels quels par M. Piorry.

Ces documents et cette réfutation furent insérés dans un journal de médecine (1), et suivis des deux lettres suivantes :

*A M. Piorry.*

« Mon cher professeur, je prends l'engagement de vous démontrer, quand vous le voudrez :

---

(1) *Moniteur des hôpitaux,* 1854, p. 401-407.

« **1°** Que les douches froides sont une médication héroïque contre la fièvre intermittente légitime, paludéenne, simple (aucun cas de fièvre pernicieuse ne s'étant présenté à moi), de tous les âges, de tous les types, de toutes les origines ; trois douches ayant presque toujours suffi pour couper *définitivement* les accès, et le succès ayant été *constant* depuis sept ans ;

« **2°** Que les douches ramènent graduellement la rate et le foie à leurs limites physiologiques, conformément à la *loi* que j'ai établie et que vous connaissez sans doute ;

« **3°** *Que les accès fébriles disparaissent, sans retour, bien avant que la rate ait été ramenée à son volume normal;*

« **4°** Que le sulfate de quinine ne guérit pas *autrement*, — lorsqu'il guérit.

« Signé : L. FLEURY. »

### A MM. *les membres du Conseil de santé des armées.*

« Mes honorables confrères, je n'ai point pris l'initiative dans cette discussion ; j'ai obéi à des invitations formelles qu'il ne m'était point permis de décliner. Je n'ai jamais eu la pensée, ni le désir, de l'emporter sur vous de haute lutte ; le résultat m'était d'ailleurs connu à l'avance, et avait été annoncé par moi à qui de droit. Je savais que la victoire vous resterait, et je ne m'en plains pas. La vérité ne perd rien à triompher tard. Si vous aviez circonscrit la question sur le terrain administratif, je ne vous y aurais probablement pas suivis ; mais vous avez envisagé la question au point de vue scientifique, et dès lors vous m'avez obligé à me défendre, et à soumettre le débat au jugement de notre cour suprême : l'opinion publique.

« J'ai répondu à vos arguments avec toute la déférence que je vous dois ; mais vous me permettrez de croire, avec M. le maréchal de Saint-Arnaud, qu'ici j'ai, contre VOUS, RAISON SUR TOUS LES POINTS. Le public médical en décidera.

« Signé : L. FLEURY. »

Tels furent les résultats de mes campagnes sur les champs de bataille du monde scientifique et administratif OFFICIEL !

Les offres les plus désintéressées, faites pour la propagation d'une médication consacrée par *sept années de succès constants*, n'obtinrent, des corps savants, que silence et abstention; des corps administratifs, qu'interprétation mesquine et inintelligente des règlements, fins de non-recevoir puériles ou illogiques

J'avais épuisé toutes les juridictions. Il ne me restait plus que d'en appeler au juge souverain, dont l'équité a fait mon appui et ma force pendant vingt années de luttes scientifiques :

A L'OPINION PUBLIQUE,

De la longue élucubration de M. Bégin, il ne ressortait que deux objections, je ne dirai pas sérieuses, mais spécieuses. Ces objections, les voici :

1° Dans le climat de Paris, les fièvres intermittentes n'ont que *très-rarement* un caractère prononcé de persistance et de gravité. Le repos, le régime, quelquefois soins très-simples, l'éloignement des causes productrices, suffisent pour guérir un grand nombre d'entre elles dans nos hôpitaux. Les douches froides n'ont point grand mérite à faire justice de fièvres qui disparaissent spontanément, ou *qui cèdent à des doses très-minimes de sulfate de quinine*, et il n'y aurait pas une économie sensible à les substituer à ce médicament.

2° De ce que les douches froides ont guéri des fièvres intermittentes bénignes, nées sous le climat de Paris, l'on n'est pas en droit de conclure qu'elles guériraient des fièvres *endémiques*, nées dans la Charente-Inférieure, la Bresse, la Sologne, à Rome, et *plus particulièrement encore en Algérie;* en un mot, dans les contrées où, sans être pernicieux à leur début, les accès ont cependant une tendance prononcée à le devenir, et où la maladie se montre, dans presque tous les cas, opiniâtre et difficile à vaincre.

LA, ajoutait M. Bégin, EST LE PROBLÈME VÉRITABLE.

Sans discuter *le plus ou moins de rareté* des fièvres qui, quoique nées sous le climat de Paris, se montrent *opiniâtres et difficiles à vaincre*, même avec de *très-hautes doses de sulfate de quinine*, je répondais à M. Bégin que mes recherches avaient été faites précisément à l'occasion d'une *endémo-épidémie* de fièvres qui, bien que nées à Meudon, c'est-à-dire sous le climat de Paris, s'étaient montrées *opiniâtres, difficiles à vaincre, et rebelles* non-seulement à de très-minimes, mais encore à de très-hautes doses de sulfate de quinine. Or, puisque les douches froides avaient obtenu raison de ces *fièvres endémiques et rebelles, nées à Meudon,* n'était-il point permis de penser, *par induction,* qu'elles auraient le même effet sur des *fièvres endémiques et*

*rebelles*, *nées ailleurs;* et n'était-il point rationnel,
logique et parfaitement licite, d'*expérimenter* la médication à ce point de vue, même sur des *soldats!*

Pour démontrer *directement* l'efficacité des douches froides contre les fièvres contractées dans la
Bresse ou en Algérie, il n'y avait pas d'autre moyen
que de traiter des fièvres de cette provenance par
les douches froides; c'était là précisément ce que je
voulais faire, et c'était précisément cela que l'on
me refusait, en m'opposant des scrupules administratifs et des arguments scientifiques aussi mal
fondés les uns que les autres.

Il fallut donc me résigner à chercher la solution
du *problème véritable* en dehors des hôpitaux civils
et des hôpitaux militaires!

Je m'engageai résolument dans la voie des sa-
crifices personnels, et l'Établissement hydrothérapique de Bellevue me permit de poursuivre mes recherches.

Les observations suivantes vinrent prouver à
M. Bégin :

1° Que l'on rencontre, *sous le climat de Paris*, des
fièvres ayant un *caractère prononcé de persistance
et de gravité;* qui ne cèdent pas *au repos, au régime,
à l'éloignement des causes productrices;* qui ne se
laissent vaincre ni par des *soins très-simples,* ni par
des *doses minimes de sulfate de quinine.*

Des fièvres qui, sans respect pour MM. du Conseil de santé, ont l'outrecuidance de se montrer

*opiniâtres et difficiles à vaincre*, absolument comme une fièvre contractée *dans la Charente-Inférieure, dans la Bresse, la Sologne, à Rome, et plus particulièrement encore en Algérie.*

2° Que les douches froides, sans crainte d'*infirmer le jugement* de MM. du Conseil, guérissent ces fièvres persistantes, graves et difficiles à vaincre, non moins facilement, non moins sûrement, que les fièvres éphémères, bénignes, et dociles aux plus minimes doses de sulfate de quinine.

Obs. XXIV. — *Fièvre successivement tierce, quotidienne et atypique; vingt-huit mois de durée; insuccès du sulfate de quinine, du vin de Séguin, des pilules de Vallet,* etc. — Joseph Dumont, ouvrier terrassier, âgé de 42 ans, d'une constitution athlétique, d'un tempérament sanguin, d'une santé habituellement bonne, est occupé, au mois d'août 1852, à creuser un puits à Passy. Le 27 du même mois, il est pris tout à coup, à quatre heures du soir, d'un violent frisson qui l'oblige à abandonner son ouvrage et à rentrer chez lui. Le frisson dure pendant deux heures; il est suivi d'une réaction très-énergique, accompagnée d'une céphalalgie qui arrache des cris au malade, et d'une sueur copieuse qui ne se termine que vers quatre heures du matin; la durée totale de l'accès ayant été par conséquent de douze heures. A six heures, D... ne ressent plus qu'une légère courbature générale et il retourne à son ouvrage. La journée se passe bien, et D... se croit guéri.

Le 29, à la même heure que l'avant-veille, D... est repris de frisson et éprouve un nouvel accès de fièvre semblable au précédent, sinon que la céphalalgie est encore plus violente.

Le 31, troisième accès; pendant la période de chaleur, le malade est pris d'un délire violent pendant lequel il crie, vocifère, s'agite, veut s'élancer hors de son lit, etc. Cet état se prolonge pendant une heure et demie.

Le 1<sup>er</sup> septembre, au matin, D... se rend à Paris, à la consultation du Bureau central des hôpitaux. On lui ordonne de prendre ce même jour, et ensuite tous les matins pendant douze jours, 60 centigrammes de sulfate de quinine.

Le 2, l'accès a lieu à la même heure, mais il est plus court et moins violent ; cependant le malade a encore eu du délire.

Le 4, D... n'éprouve qu'un léger frisson suivi d'un peu de chaleur, et il n'interrompt même pas son travail.

Le 6, pas traces de fièvre. D... se conforme exactement à la prescription qui lui a été faite, et prend quotidiennement une dose de sulfate de quinine pendant sept jours encore.

Les 26 et 28, deux nouveaux accès de fièvre, accompagnés des mêmes symptômes cérébraux. D... prend du sulfate de quinine le 29, éprouve encore un léger accès le 30, et se trouve encore une fois guéri. Il continue l'usage du médicament pendant six jours.

Le 13 novembre, D..., qui depuis quinze jours est employé à des travaux d'agriculture près de Corbeil, est pris d'un accès fébrile très-violent ; il prend du sulfate de quinine dès le lendemain, mais des accès moins intenses ont encore lieu les 15, 17, 19 et 21.

Les 9, 10, 11 et 12 février 1853, accès quotidiens. D..., qui a pris sans succès du sulfate de quinine les 10, 11 et 12, fait appeler un médecin le soir de ce dernier jour. Celui-ci prescrit de prendre le lendemain matin 10 centigrammes d'émétique et ensuite 1 gramme de sulfate de quinine chaque matin pendant huit jours, 60 centigrammes pendant huit autres jours, et 25 centigrammes pendant huit jours encore. Deux accès décroissants ont encore lieu les 13 et 14, et la fièvre est encore une fois coupée.

Le 20 avril, D..., qui est occupé à des travaux de terrassement dans Paris, est repris de la fièvre, et quatre accès quotidiens ont lieu.

Depuis cette époque, D... ne peut plus indiquer avec précision les dates des nombreux accès fébriles auxquels il a été soumis pendant dix-huit mois, mais il affirme qu'il n'a jamais passé un mois sans en éprouver. La fièvre est devenue très-irrégulière : tantôt les accès sont violents, accompagnés de céphalalgie, de délire, de vomissements ; tantôt ils sont peu intenses : tantôt ils durent dix, douze ou même quatorze heures ; tantôt trois ou quatre heures seulement ; tantôt ils sont accompagnés de sueurs profuses, tantôt à peine d'une légère moiteur ; parfois le frisson est intense, d'autres fois à peine marqué ; la fièvre affecte ordinairement le type quotidien, mais quelquefois encore le type tierce ; tantôt D... n'a qu'un seul acccès, tantôt il en a trois, quatre, cinq ou six.

Le malade a visité la plupart des consultations des hôpitaux ; il a été purgé, émétisé, ventousé ; il a absorbé des quantités considérables de sulfate de quinine, de vin de Séguin, de pilules de Vallet ; mais il a fini par renoncer à toute espèce de traitement, ayant remarqué, dit-il, « que la fièvre ne s'en allait pas moins lorsqu'il ne faisait rien, et n'en revenait pas moins lorsqu'il faisait quelque chose. »

Au mois de décembre 1854, D..., étant occupé à des travaux de terrassement sur le trajet du chemin de fer de l'Ouest, est pris de fièvre tierce ; six accès réguliers et intenses se succèdent. D... manifeste l'intention d'entrer dans un hôpital ; mais, sur l'avis de quelques camarades appartenant à la population de Meudon, il se décide à réclamer le secours de l'hydrothérapie, et vient à Bellevue le 20 décembre.

*État actuel.* Amaigrissement considérable ; teint hâve, terreux, subictérique ; peau sèche, rugueuse, parcheminée ; anorexie presque complète ; affaiblissement extrême des forces musculaires ; état anémique et cachectique des plus prononcés. Je constate, en présence de MM. Doyère et de Castelnau, que la rate présente 18 centimètres et demi d'étendue ; le foie ne dépasse point ses limites physiologiques.

Première douche le 20 décembre, à cinq heures du soir ; deuxième douche le 21, à sept heures du matin.

22 décembre. L'accès de la veille a été beaucoup plus court et moins violent. Deux douches.

**24** décembre. La veille, à quatre heures de l'après-midi, D...
n'a éprouvé qu'un léger mouvement fébrile, qui ne l'a pas obligé
à suspendre son travail, et qui ne l'a pas empêché de venir prendre
sa douche à six heures.

Le **30**, plus de fièvre; l'état général est déjà meilleur; le diamètre splénique n'est plus que de **14** centimètres.

**12** janvier 1855. L'état général s'améliore de plus en plus;
la rate n'a plus que **9** centimètres d'étendue.

Le **15** février, la rate a **8** centimètres; la santé est excellente.
D... se sent un bien-être et une force qu'il ne connaissait plus
depuis deux années.

J'ai revu D... il y a quelques mois (juin **1856**), la guérison ne
s'est pas démentie.

Obs. XXV. — *Fièvre tierce; 5 accès; congestion du foie.* —
Brisard, âgé de **35** ans, d'une constitution robuste, d'une excellente santé habituelle, très-adonné aux boissons alcooliques, était
employé à des travaux de terrassement sur la ligne du chemin
de fer de l'Ouest, lorsque le **9** septembre 1854, à deux heures de
l'après-midi, il fut pris d'un accès fébrile, début d'une fièvre
tierce parfaitement périodique.

Cinq accès eurent lieu et présentèrent les caractères suivants:
frisson initial très-intense avec claquement des dents, teinte
bleuâtre des extrémités, etc., d'une durée de trois à quatre
heures; période de réaction accompagnée d'une chaleur sèche et
brûlante, d'une violente céphalalgie, de nausées, et parfois de
vomissements bilieux; sueur copieuse vers minuit et jusqu'à
trois heures du matin. Pendant le jour d'apyrexie : faiblesse musculaire, anorexie, malaise général.

Le **18** septembre, B... vient à Bellevue; je constate que la
rate a conservé son volume normal (diamètre vertical, **7** centimètres et demi), mais que le foie, dont la limite supérieure n'est
point déplacée, dépasse le rebord costal de **9** centimètres.

Le traitement hydrothérapique est commencé le jour même;
l'accès du **19** est retardé et notablement amoindri dans sa durée

et son intensité ; il commence à deux heures et demie et se termine à dix heures du soir; le frisson est moins violent et sans claquement des dents ; chaleur moins mordicante, céphalalgie moins douloureuse pendant la période de réaction; pas de vomissements.

Le 20. B... ressent moins de malaise général et de brisement des membres.

Le 21. L'accès commence à quatre heures et se termine à huit heures; il n'est que d'une médiocre intensité.

Le 22. Le malade ne ressent aucun malaise et mange avec appétit.

Le 23. Vers cinq heures du soir, B... a ressenti un léger frisson, mais il a pu continuer son travail.

Le 25. Aucun vestige de fièvre; le foie dépasse encore le rebord costal de **6** centimètres.

Le 8 octobre. La fièvre n'a pas reparu, la santé est excellente; le foie dépasse à peine le rebord costal (**1** centimètre).

Le 15. Tout est rentré dans l'ordre ; la guérison est complète.

Ainsi donc les douches froides peuvent avoir quelque mérite à *vaincre* certaines fièvres *contractées sous le climat de Paris*, et quant à l'*économie* qu'elles réalisent, il suffirait, pour édifier à cet égard MM. du Conseil, de les obliger à restituer au pauvre D... les **200** francs que, suivant ses expressions, *il a mangés en médicaments,* dans l'espace de deux années.

Il s'agissait maintenant de fournir à M. Bégin la solution *directe* de son *problème véritable*, c'est-à-dire de prouver que les douches froides sont aussi efficaces contre les *fièvres algériennes* que contre les *fièvres parisiennes.*

Les faits suivants me parurent de nature à lever
tous les doutes scientifiques et tous les scrupules
administratifs de mes honorables confrères du Conseil de santé des armées.

Obs. XXVI. — *Fièvre successivement tierce, quotidienne et
atypique; nombreuses récidives pendant cinq ans; insuccès
du sulfate de quinine, du quinquina, de l'acide arsénieux;
congestion du foie.* — M. L..., capitaine d'infanterie, âgé de
40 ans, d'une taille élevée, d'une forte constitution, a passé en
Afrique quinze années, pendant lesquelles, soit comme attaché
à un bureau arabe, soit comme faisant partie d'une expédition,
il a été placé presque constamment dans les conditions hygiéniques
les plus défavorables; couchant sous la tente ou en plein air, exposé à toutes les intempéries atmosphériques, n'ayant souvent
qu'une alimentation insuffisante ou malsaine, abusant forcément,
pour ainsi dire, des boissons alcooliques et principalement de
l'eau-de-vie.

En octobre 1847, M. L... fut pris d'une fièvre intermittente
tierce, qui, malgré l'administration du sulfate de quinine, eut
une durée de trois mois. En mai 1848, nouvelle fièvre, qui cède,
au bout six semaines, plutôt à un déplacement qu'à la médication.
En septembre, douze accès ont eu lieu. En juin 1849, la fièvre
affecte le type quotidien; elle est combattue par la médication
arsénicale et dure sept semaines, les accès n'ayant plus toutefois
la même violence qu'auparavant.

Depuis cette époque, et pendant trois années, les accès fébriles
ont été très-irréguliers, très-variables quant à leur caractère, à
leur intensité, à leurs apparitions, mais ils n'ont jamais complétement disparu pendant plus de deux mois. Tantôt M. L... n'a
qu'un accès qui ne se renouvelle pas; tantôt trois, quatre, six,
huit accès, affectant le type quotidien ou tierce, ont lieu régulièrement. Le sulfate de quinine, le vin et la poudre de quinquina,
l'arsenic, ont été alternativement mis en usage; mais M. L...,

ayant vu plusieurs fois les accès s'arrêter en l'absence de toute médication, a fini par ne plus leur opposer aucun traitement, et, suivant ses expressions, *par vivre en bonne intelligence avec son ennemie.* Souvent il lui est arrivé de monter à cheval ou de se mettre en marche, étant en plein accès fébrile.

Cependant la santé générale de M. L... subissait de graves atteintes; au mois de juin 1852, il fut obligé de demander un congé de six mois, et le 4 juillet, il vint à Bellevue réclamer le secours de l'hydrothérapie.

*État actuel.* Apparence cachectique et anémique des plus prononcée. Teint bistré, jaunâtre; gencives décolorées; peau sèche, rugueuse, parcheminée; facies profondément altéré; amaigrissement considérable. M. L..., dont la taille est de 1 mètre 725$^{mm}$, et dont la charpente osseuse est fortement constituée, ne pèse que 45 kilogrammes; faiblesse musculaire telle, que c'est à peine si la marche est possible pendant un quart d'heure.

Accidents gastralgiques très-intenses; douleurs épigastriques, flatuosités, renvois acides, vomissements alimentaires fréquents, constipation opiniâtre, etc. La langue est pâle, large, couverte, vers la base, d'un épais enduit jaunâtre, sans pointillé rouge à la pointe.

Palpitations violentes et essoufflement provoqués par le travail de la digestion, l'action de parler, par l'exercice le plus léger. Les battements du cœur sont réguliers, mais l'impulsion est faible; bruit de souffle moelleux au premier temps; pas de souffle dans les vaisseaux du cou. Le pouls est lent (62), mou, facilement dépressible.

L'intelligence est parfaitement nette, mais affaiblie; M. L... a moins de mémoire, il ne peut s'appliquer à aucun travail intellectuel; la lecture le fatigue, même celle d'un journal; sensibilité extrême au froid, absence complète de désirs vénériens et d'érection. Des douleurs névralgiques irrégulières se font fréquemment sentir en divers points du corps, et principalement dans les espaces intercostaux, le membre inférieur droit et les épaules.

Rien à noter du côté des urines ; pas d'œdème ni d'épanchement ascitique.

Les manifestations fébriles sont très-irrégulières, très-anormales ; elles ont lieu tantôt deux ou trois fois dans la même semaine, tantôt une seule fois dans le cours d'un mois tout entier ; tantôt pendant le jour, tantôt pendant la nuit ; parfois elles ne sont caractérisées que par un frisson plus ou moins long, plus ou moins intense, le stade de chaleur étant à peine sensible et la sueur nulle ; d'autres fois le frisson initial fait défaut, et le malade n'éprouve qu'une chaleur sèche, accompagnée de malaise général, de céphalalgie, et suivie d'une légère moiteur.

La rate a conservé son volume normal (diamètre vertical, 7 centimètres et demi), mais le foie présente des dimensions énormes ; son diamètre mamelonnaire est de 27 centimètres ; il s'élève jusqu'à 1 centimètre au-dessous du mamelon, atteint la fosse iliaque droite, dépasse l'ombilic, et s'étend jusque dans l'hypochondre gauche.

Aucune lésion appréciable dans aucun autre organe.

Le traitement hydrothérapique est commencé le 6 juillet 1852.

**25 juillet.** Deux accès *réguliers,* mais d'une médiocre intensité, ont eu lieu le 13 et le 17. Les fonctions digestives s'améliorent ; le teint est meilleur ; la faiblesse musculaire a diminué ; chaque douche est suivie d'une sensation de bien-être et de force. Le foie ne dépasse plus la ligne médiane que de 2 centimètres ; le diamètre mamelonnaire n'a pas diminué.

**6 août.** Un accès régulier et assez violent a eu lieu le 2 août ; il a été accompagné d'une céphalalgie intense et de vomissements bilieux. L'état général présente une notable amélioration ; les digestions sont bonnes, l'appétit est très-vif, et M. L... est obligé de ne pas obéir complétement à ses sollicitations ; d'assez longues promenades sont faites sans fatigue, sans palpitations et sans essoufflement. Le diamètre mamelonnaire du foie a diminué de 3 centimètres (24 centimètres).

**6 septembre.** Deux accès légers ont eu lieu le 19 et le 20 août. Toutes traces de gastralgie et d'anémie ont disparu. M. L... fait des promenades de plusieurs heures, lit les journaux, sans ressentir la moindre fatigue. Le foie ne dépasse plus la ligne médiane, son diamètre mamelonnaire est de **19** centimètres et demi. Le malade pèse **55** kilogr.

**6** octobre. Un accès, provoqué par un écart de régime, a eu lieu le **13** septembre. La santé générale ne laisse rien à désirer; toutes les fonctions s'accomplissent parfaitement, y compris les fonctions génésiques. Le diamètre du foie est de **16** centimètres.

**6** novembre. Le foie est rentré dans ses limites physiologiques; il ne dépasse plus le rebord costal, et son diamètre mamelonnaire est de **13** centimètres.

**6** décembre. Aucune manifestation pyrétique n'a eu lieu depuis deux mois et demi; M. L... pèse **68** kilogr., et quitte Bellevue dans un état de santé parfait.

OBS. XXVII. — *Fièvre tierce; accès irréguliers; insuccès du sulfate de quinine et de l'acide arsénieux; congestion de la rate et du foie.* — M. Renou, ancien élève de l'École polytechnique, savant distingué, dont l'Académie des sciences a souvent écouté avec intérêt les belles recherches météorologiques, contracta en Algérie, à Bone, au mois de juillet **1840**, une fièvre pernicieuse, qui fut coupée, au troisième accès, par le sulfate de quinine.

Pendant l'année **1841**, des accès de fièvre intermittente se manifestèrent à plusieurs reprises, et cédèrent chaque fois à l'administration du sel quinique.

En décembre **1841**, à Oran, M. R... fut atteint d'une dysentérie peu grave, qui fut combattue avec succès par l'opium.

Pendant dix années de séjour en France, de **1842** à **1852**, la santé ne fut troublée que par quelques douleurs rhumatismales, ressenties en **1849** et **1850**.

En **1852**, M. R... retourna en Algérie, et en juin **1853**, après une excursion longue et pénible, il contracta, à Aumale, une fièvre intermittente qui fut encore coupée par le sulfate de quinine, à Alger.

Au mois de juillet, étant de retour en France et habitant Ven-



7

dôme, M. R... fut pris d'une névralgie sus-orbitaire périodique très-douloureuse; les accès, affectant le type tierce, éclataient tous les deux jours, à neuf heures du matin. Nouvelle intervention du sulfate de quinine.

Le 3 janvier 1854, après un voyage de trois semaines, accompli par un temps froid et neigeux, un accès fébrile éclate tout à coup; il se reproduit avec plus de violence le 5; le 7, il est accompagné de délire, d'une coloration violette de la face, et dure environ dix heures. Vingt-cinq sangsues sont appliquées immédiatement, et le sulfate de quinine obtient encore raison de la fièvre, mais ne prévient pas de nombreuses récidives, lesquelles ont lieu à la fin de janvier, dans le courant de février, au commencement du mois de mars et en avril. En février et mars, l'on a recours à l'acide arsénieux, mais l'on n'en obtient point l'effet désiré, et l'on revient, en avril, au sulfate de quinine.

A cette époque, le malade fait une excursion en Bretagne, et le mois de mai se passe sans accidents; mais la fièvre reparaît, à Vendôme, au mois de juin.

Au commencement de juillet, M. R... vient à Paris; le 10, nouvelle apparition de la fièvre, qui affecte toujours le type tierce. Depuis ce moment et *pendant quatre mois, malgré l'administration presque continue du sulfate de quinine à la dose de 1 et de 2 grammes,* les accès se montrent tous les dix, quinze ou vingt jours, et présentent ceci de particulier, que chaque invasion *correspond à un jour pair,* en comptant depuis le 3 janvier.

Au mois d'octobre, M. Doyère, qui connaît depuis longtemps l'efficacité des douches froides, adjure le malade d'y avoir recours, et le 23, après un violent accès, M. R... vient à Bellevue, présentant tous les symptômes de la double cachexie fébrile et quinique. La rate a 19 centimètres de diamètre vertical, et le foie dépasse le rebord costal de 9 centimètres.

10 novembre. Quinze jours de traitement ont suffi pour rétablir les digestions, faire disparaître les divers troubles de l'innervation, et ramener la rate à ses limites physiologiques (7 cent. et demi).

30 novembre. Il n'existe plus trace d'anémie; l'appétit est très-

vif, la digestion excellente, le teint coloré; le malade a notablement engraissé. Le foie ne dépasse plus le rebord costal.

M. R... a suivi le traitement jusqu'au 8 décembre 1854, c'est-à-dire pendant six semaines. Depuis ce jour jusqu'aujourd'hui (1<sup>er</sup> septembre 1857), la fièvre n'a pas reparu, et la santé s'est maintenue parfaitement bonne, aussi bien à Vendôme qu'à Paris.

Obs. XXVIII. — *Fièvre âgée de trois ans, alternativement quotidienne et atypique; accès pernicieux; insuccès du sulfate de quinine, des amers, des martiaux, de l'acide arsénieux, des eaux de Vichy; congestion de la rate.*

*Hôpital militaire de Toulon. — Ccertificat de contre-visite.*

«Nous soussigné, officier de santé en chef de l'hôpital militaire de Toulon,

«Certifions que 'M. Dezon, aide-major de 1<sup>re</sup> classe au 59<sup>e</sup> de ligne, est atteint de fièvre intermittente rebelle, contractée en Afrique, contre laquelle ont échoué le sulfate de quinine, l'acide arsénieux, les toniques, et les eaux de Vichy, prises pendant la première saison de 1856.

«En conséquence, nous estimons que les accidents ci-dessus relatés ont pour résultat le besoin d'un congé de convalescence de trois mois, avec solde entière; congé que cet officier de santé passera dans l'établissement hydrothérapeutique de Bellevue.

«Toulon, le 14 septembre 1856.

«*Signé :* SECOURGEON. »

Le 28 septembre, M. Dezon arrivait à Bellevue et se montrait à nous pâle, débilité, anémique, cachectique, névralgique, et notablement amaigri (taille, 1<sup>m</sup>,73; poids, 57 kilogr.). Le soir même, il avait un accès de fièvre. La rate présentait un diamètre de 13 centimètres.

Le traitement hydrothérapique, commencé dès le lendemain, *a immédiatement et définitivement coupé la fièvre*. Le 18 octobre, la rate était rentrée dans ses limites physiologiques : 8 centimètres. Le 13 novembre, M. Dezon a quitté Bellevue dans un état de santé complétement satisfaisant, et pesant 60 kilogr. $^1/_2$.

Voici l'observation de ce malade, rédigée par lui-même :

M. le D$^r$ D... est âgé de 30 ans, d'une constitution assez robuste, d'une taille élevée, d'un tempérament nerveux, d'une santé habituellement bonne.

Attaché à l'armée d'Afrique, il contracta, vers la fin du mois de juin 1854, sur les bords marécageux de l'Oued-Isser, une fièvre intermittente tierce, qui fut coupée par le sulfate de quinine après un mois de durée.

Depuis la fin de juillet jusqu'au mois de septembre, la fièvre ne reparaît pas; mais le malade éprouve des accès irréguliers d'une névralgie erratique, que l'on combat par la belladone d'abord, et ensuite par le sulfate de quinine.

Au mois de septembre, M. D... est chargé d'accompagner des convois de malades ; il passe plusieurs nuits sur les bords de l'Oued-Djemma et de l'Oued-Isser, et la fièvre se montre de nouveau, affectant cette fois-ci le type quotidien. Le sulfate de quinine est de nouveau administré, et on lui associe les amers et les martiaux; mais la fièvre ne cesse qu'à la rentrée à Alger, c'est-à-dire le 28 octobre.

Pendant l'hiver de 1854-1855, des douleurs névralgiques se sont montrées, à plusieurs reprises, en différents points du corps.

Au printemps de 1855, des accès fébriles quotidiens réapparaissent sans aucune cause appréciable. Nouvelle administration de sulfate de quinine. Mais cette fois le médicament ne réussit qu'à rendre les accès irréguliers; ceux-ci n'ont plus lieu que tous les cinq ou six jours, mais ils sont violents, et le malade éprouve, pendant l'apyrexie, une grande prostration. On administre alors l'acide arsénieux.

Sous l'influence de ce nouveau médicament, les accès diminuent d'intensité; mais M. D... est obligé de partir précipitamment pour Kamiesch; le traitement est interrompu; la fièvre reparaît avec ses caractères primitifs durant la traversée, et c'est dans les conditions de santé les plus défavorables que M. D... débarque sur le sol russe.

Pendant un mois, M. D... mène, en Crimée, une vie active, absorbant chaque matin des doses plus ou moins considérables de sulfate de quinine; mais, au bout de ce temps, sa santé se trouve être si profondément altérée, que ses chefs le font partir pour Constantinople.

Là M. D... reçoit l'ordre de monter à bord du *City of Baltimore*, paquebot anglais chargé de transporter des malades en France. Les fatigues de la traversée et du service n'améliorent point son état.

Arrivé à Marseille, M. D... n'y fait qu'un très-court séjour, et il est dirigé sur Alger, où, après quelques jours de repos, il reprend son service. Cependant des accès de fièvre très-fatigants continuaient à se montrer irrégulièrement, et le malade est de nouveau soumis au traitement par l'acide arsénieux; le médicament est porté jusqu'à la dose de 7 milligrammes par jour, mais il reste complétement inefficace.

Pendant les mois d'octobre et de novembre 1855, époque du choléra, M. D... est pris d'une diarrhée intermittente; tous les deux jours, de quatre à six heures du matin, le malade a trois, quatre ou cinq évacuations alvines, qui laissent après elles une grande prostration. Cet état morbide est jugé par un accès de fièvre à caractère pernicieux. Le sulfate de quinine à haute dose (2 grammes) modère le second accès et prévient le troisième.

Au commencement de l'année 1856, M. D... reçoit l'ordre de rentrer en France, et Clermont-Ferrand lui est assigné pour garnison. Le changement de climat paraît exercer une influence favorable, et l'état général du malade s'améliore; mais, au mois de mars, de nouveaux accès de fièvre se montrent et détruisent bientôt le bénéfice acquis.

Le 15 mai, M. D... est envoyé à Vichy; d'après les conseils de M. le D^r Barthez, il y prend, pendant trente-huit jours, les eaux de la source Lardy, et il éprouve une amélioration qui lui donne l'espoir d'une guérison durable.

M. D... rejoint son régiment à Toulon, et, à son grand désespoir, il ne tarde pas à y ressentir de nouveau les atteintes de la fièvre qui le poursuit depuis deux ans; elle débute par un accès accompagné de phénomènes nerveux graves. Le sulfate de quinine est de nouveau administré et on lui associe divers antispasmodiques; mais, pour la seconde fois, il ne réussit qu'à rendre les accès irréguliers.

M. D..., fatigué par les médicaments au moins autant que par la maladie, cesse toute espèce de traitement, et reste en proie à des accès fébriles irréguliers, qui ont lieu tous les deux, trois ou quatre jours.

Cependant la constitution du malade, déjà si ébranlée, s'affaisse rapidement; M. D... se trouve bientôt hors d'état de remplir ses fonctions, et on lui accorde un congé pour se rendre à Bellevue, et y réclamer le secours d'un traitement hydrothérapique dirigé par M. le D^r Fleury.

M. D... arrive à Bellevue le 28 septembre 1856.

*État actuel.* Amaigrissement considérable, faiblesse musculaire telle, que c'est à peine si le malade peut faire quelques pas sans se reposer; profonde anémie, caractérisée par la décoloration des muqueuses, par des palpitations et de l'essoufflement sous l'influence de la marche, des moindres mouvements; teint pâle, blafard, subictérique, cachectique; peau sèche et rugueuse; anorexie, digestions pénibles, accompagnées d'accablement, de somnolence. La susceptibilité au froid, aux influences atmosphériques, est arrivée au point d'être *ridicule*, et, malgré une accumulation de flanelle et de vêtements chauds, le malade est presque toujours frissonnant. L'intelligence est devenue lente et si faible, que tout travail de tête est impossible ; le caractère est inquiet, triste, morose.

Des douleurs névralgiques se font presque constamment sentir tantôt dans une partie du corps, tantôt dans une autre ; il existe souvent des points de dermalgie qui rendent très-douloureux le plus léger contact et même celui des vêtements.

Depuis quelque temps, la fièvre est redevenue régulièrement quotidienne, et le soir même de son arrivée à Bellevue ; M. D..., a un violent accès.

Le traitement hydrothérapique est commencé le lendemain matin, 29 septembre. M. le Dr Fleury constate que le diamètre vertical de la rate est de 13 centimètres, que le foie ne dépasse point ses limites physiologiques, que le malade pèse 57 kilogrammes.

A sept heures du matin et à quatre heures de l'après-midi, douche générale, en pluie et en jet, d'une durée de huit à dix secondes ; M. D... ne la supporte qu'avec peine, en raison de la violente suffocation qu'elle provoque ; mais cette suffocation cesse immédiatement, et la réaction s'opère bien.

Le 30 septembre. Le malade n'a éprouvé, la veille au soir, qu'un léger frisson à peine suivi de chaleur ; les douches sont mieux supportées.

Le 1er octobre. Aucune trace de fièvre. Douches de trente secondes ; douche en jet sur la région splénique.

Le 5, plus de fièvre. Les douches sont bien supportées et ne provoquent plus de suffocation ; la réaction est prompte, facile, et accompagnée d'une sensation de bien-être ; l'appétit commence à se faire sentir, les digestions sont plus faciles, les forces renaissent. Le diamètre splénique est de 11 centimètres et demi.

Le 12. L'état général s'améliore rapidement ; le malade fait sans fatigue d'assez longues promenades ; l'appétit est très-vif ; la digestion facile, l'impressionnabilité au froid atmosphérique beaucoup moins vive ; les palpitations sont moins fréquentes et moins violentes. Diamètre splénique, 9 centimètres et demi.

Le 18. La santé générale s'améliore de plus en plus ; il ne reste plus que peu de traces de l'anémie, de l'état cachectique ; le malade fait de très-longues promenades et mange beaucoup plus qu'il ne l'a jamais fait. Le diamètre splénique est de 8 centimètres, et le poids du corps, de 58 kilogrammes.

Le 30. Plus de vestiges d'anémie ; les muqueuses, la peau, ont repris leurs caractères normaux ; le teint est animé ; les palpitations ont disparu ; l'intelligence a recouvré sa netteté et sa vigueur ; la susceptibilité au froid n'existe plus ; l'appétit est très-vif, la digestion excellente ; les forces ne laissent rien à désirer. La névralgie erratique, qui avait persité jusqu'à présent, tend manifestement à disparaître. Le poids du corps est de 59 kilogr. 3 hectogr.

Le 13 novembre. M. D... est rappelé au corps ; il quitte Bellevue dans un état de santé qui ne laisse rien à désirer ; depuis dix jours, aucune douleur névralgique ne s'est fait sentir. Le poids du corps est de 60 kilogrammes et demi.

Le *problème véritable* n'était-il point résolu ? Les douches froides n'avaient-elles pas fait justice de fièvres *persistantes, graves, difficiles à vaincre, et contractées en Algérie*?

L'observation de M. Dezon, en particulier, n'est-elle point péremptoire ? Est-il possible, après l'avoir lue, de contester l'étonnante puissance de l'hydrothérapie ? La *triple action* de l'eau froide ne se manifeste-t-elle pas ici d'une manière éclatante, et conformément à la LOI que j'ai formulée ?

Deux douches suffisent pour couper définitivement une fièvre *contractée en Algérie,* et tellement *opiniâtre et difficile à vaincre,* que pendant deux années elle résiste au sulfate de quinine, à l'acide arsénieux, au déplacement, à la navigation.

L'eau froide ramène ensuite la rate à ses limites physiologiques, résultat que n'avait pu obtenir le sulfate de quinine.

Enfin l'eau froide, plus efficace que les amers, les ferrugineux, et la source Lardy, fait rapidement justice de l'état anémique, cachectique, dans lequel était plongé le malade, et de tous les phénomènes morbides qui en étaient la conséquence : anorexie, troubles digestifs, amaigrissement, affaiblissement des forces musculaires et de l'intelligence, palpitations, susceptibilité extrême aux agents atmosphériques, douleurs névralgiques, etc.

L'observation et l'expérimentation répondaient donc non moins victorieusement à la seconde qu'à la première des objections soulevées par M. Bégin (voy. p. 86, 87), et démontraient que la médication hydrothérapique n'est pas moins puissante contre les fièvres contractées en Algérie que contre les fièvres nées sous le climat de Paris. J'étais en droit d'espérer que toute opposition allait cesser.—Il ne devait pas en être ainsi.

« Eh bien ! qu'en pensez-vous ? » disait, en janvier 1857, un mien ami, à M. le Dr Riboulet, secrétaire du Conseil de santé des armées, en lui montrant un certain numéro du *Moniteur des hôpi-*

*taux* (1). « Sans doute... je ne dis pas non... lui fut-il répondu..... Il y a peut-être quelque chose à faire ; *mais,* sur les trois malades dont M. Fleury rapporte les observations..., il n'y a qu'un seul militaire ! »

L'*objection* me fut répétée.

Le but n'était donc pas encore atteint ! La solution du *problème véritable* n'était pas encore trouvée !

Il ne suffisait plus d'avoir prouvé que les *fièvres africaines* ne sont pas moins dociles que les *fièvres parisiennes* à l'action des douches froides ; il fallait encore montrer que les *fièvres militaires* ne diffèrent pas, à ce point de vue, des *fièvres civiles !!*

Je me remis à l'œuvre, et, Dieu aidant, les observations suivantes vinrent compléter la démonstration.

Obs. XXIX. — *Fièvre intermittente contractée en Afrique en 1851 ; accès irréguliers ; congestion rénale et hématurie accompagnant chaque accès ; albuminurie ; cachexie grave ; inefficacité du sulfate de quinine, de l'acide arsénieux, du quinquina, du fer, des amers, etc.*

*Hôpital militaire de Valenciennes.—Certificat de contre-visite.*

« Nous soussignés, officiers de santé en chef de l'hôpital militaire de Valenciennes,

« Certifions que M. Lallement (Jules-Philippe), natif de Brande-

---

(1) *Moniteur des hôpitaux,* n° du 25 novembre 1856.

ville, département de la Meuse; âgé de 38 ans, vétérinaire en premier au 4° régiment de cuirassiers; est atteint d'anémie et d'ébranlement profond du système nerveux; suite de fièvre d'accès d'origine paludéenne; qui; depuis cinq ans; a résisté à toutes les médications rationnelles qui ont été mises en usage.

«L'expérience a démontré que l'action du froid impressionne très-défavorablement cet officier; et congestionne parfois assez fortement les organes pour compromettre l'existence par asphyxie.

«En conséquence; estimons que les accidents ci-dessus relatés ont pour résultat le besoin d'un congé de convalescence de trois mois, à passer dans les pays chauds, et devant entraîner un traitement dispendieux pour cet officier.

«Valenciennes, le 26 janvier 1857.

«*Signé :* Dusseuil, A. Varlet. »

Le 31 janvier, M. Lallement venait à Bellevue réclamer le secours de l'hydrothérapie, et il nous donnait sur sa maladie les renseignements écrits suivants.

Arrivé en Afrique le 30 novembre 1843, M. L... ne tarda point à payer sa dette au climat. L'année suivante, pendant l'expédition du Maroc, il fut atteint de diarrhée rebelle; et entra à l'hôpital de Tlemcen le 10 juillet 1844. La diarrhée se compliqua d'une affection du foie avec ictère très-prononcé. Pendant quarante jours de séjour à l'hôpital, plusieurs applications de sangsues furent faites sur la région hépatique, et eurent pour résultat une amélioration notable; mais M. L... ne fut complétement guéri qu'à la suite d'un voyage sur mer, qu'il fit, vers la fin de 1844, pour se rendre à Alger.

De 1845 à 1850, M. L... habita presque constamment Alger; sa santé fut toujours très-bonne et ne fut troublée que par un accès de fièvre, ayant été, en 1849, le résultat d'une seule nuit passée dans la plaine de la Mitidja. Le lendemain, et pendant trois jours de suite, du sulfate de quinine fut administré à la dose de 1 gramme, et aucun autre accès n'eut lieu.

En 1851, du 15 août au 3 décembre, M. L... fit, dans la Kabylie, une expédition, pendant la durée de laquelle il fut soumis à de grandes fatigues et exposé à de nombreuses vicissitudes atmosphériques, passant d'une extrême chaleur à un froid très-vif. En octobre et novembre, des pluies torrentielles amenèrent une excessive humidité.

A cette époque, et à la suite d'une journée de pluie, M. L..., exténué de fatigue, de faim et de froid, fut saisi tout à coup d'un tremblement général, de claquement de dents, et d'une sorte de syncope. Des aliments et un bon feu de bivouac dissipèrent ces accidents, et pendant les jours suivants M. L... ne ressentit plus rien.

Environ quinze jours après sa rentrée à la garnison, c'est-à-dire vers le 20 décembre 1851, M. L... éprouva, pour la première fois, les symptômes de la maladie qui depuis cette époque ne l'a plus quitté. Il survint brusquement un malaise général, une forte courbature, et des douleurs atroces dans la tête. Un médecin fut appelé et rattacha les accidents à un accès pernicieux. Les accidents cérébraux menaçant de devenir très-graves, l'on pratiqua une abondante saignée, et 20 sangsues furent appliquées à l'anus. Le lendemain, un éméto-cathartique fut prescrit, et le sulfate de quinine termina le traitement.

Un nouvel accès eut lieu, sans cause déterminante appréciable, dans le courant du mois de janvier 1852, et M. L... entra à l'hôpital de Blidah, dans le service de M. le D<sup>r</sup> Salleron. La maladie fut envisagée comme une *fièvre rémittente avec accès irréguliers et engorgement des viscères abdominaux.* Pendant trente ou quarante jours, l'on eut encore une fois recours aux purgatifs, aux vomitifs, au sulfate de quinine, et au bout de ce temps M. Salleron conseilla au malade de quitter l'Algérie pour n'y plus revenir, et de rentrer en France au moyen d'un congé de convalescence de trois mois.

M. L... s'embarqua à Alger le 20 mars 1852, et arriva le 27 à Paris. Le même jour, ayant été saisi le matin par le froid, il éprouva, pour la première fois, un ensemble de symptômes qui, inconnus jusqu'alors, se sont reproduits, depuis cette époque, un grand nombre de fois, et caractérisent la maladie dont il est atteint; ces symptômes furent ceux d'un accès fébrile très-nettement dessiné.

Sensation de froid très-intense, frisson, tremblement général, claquement des dents, pandiculations, douleurs dans les cuisses et les mollets. A cette période algide succéda une violente réaction, accompagnée d'une soif très-vive et de violentes douleurs de tête; enfin sueur tellement abondante, qu'après avoir mouillé plusieurs chemises et les draps du lit, elle finit par traverser le matelas d'outre en outre.

Le malade ayant uriné vers la fin de l'accès, on s'aperçut que *l'urine était fortement colorée en noir et ressemblait à du sang veineux.*

Depuis CINQ ANS, ces phénomènes se sont reproduits un grand nombre de fois, et en particulier *toutes les fois que M. L... a été exposé au froid et à l'humidité; leur violence étant dans un rapport direct avec l'intensité et la durée de l'influence atmosphérique. La plus légère sensation de froid aux pieds et aux mains suffit pour modifier la couleur de l'urine.* Il n'y a jamais eu d'exception à cet égard.

Les intervalles qui, depuis cinq ans, ont séparé les accès les uns des autres, ont varié à l'infini. En été, il est arrivé à M. L... de ne rien ressentir pendant plusieurs mois; en hiver, les accès ont été souvent quotidiens ou même biquotidiens.

Avec le temps, les phénomènes fébriles ont diminué peu à peu d'intensité; mais, que les accès soient forts ou faibles, *ils sont toujours accompagnés de l'émission d'une petite quantité d'urine présentant les caractères qui ont été indiqués.*

Pendant l'été de 1853, étant à Lyon, et après avoir subi plusieurs accès violents, après avoir épuisé sans aucun succès l'action des vomitifs, des purgatifs et du sulfate de quinine, M. L...

fut soumis par M. le D^r Rapou au traitement arsenical (*liqueur de Fowler et acide arsénieux*); mais il fallut suspendre la médication au bout de deux mois, les intestins ne voulant plus la tolérer.

M. L... était alors dans un grand état de débilité; il éprouvait des maux de tête continuels, l'appétit était nul ou dépravé. M. le D^r Brau conseilla le sous-carbonate de fer, l'usage de bon vin, des viandes rôties et grillées, un exercice régulier et gradué. Sous l'influence de ce traitement, l'état général s'améliora notablement.

Au mois d'octobre 1854, M. L... vint tenir garnison à Toul; il employa tous les moyens imaginables pour se préserver du froid, mais il ne put éviter de nombreux accès, que l'on combattit, sans succès, par le sulfate de quinine, le vin et l'extrait de quinquina. Le malade tomba dans un épuisement complet, ne pouvant plus supporter la moindre fatigue sans être essoufflé et sans avoir de violentes palpitations. Au mois de février 1855, on jugea nécessaire de l'envoyer à Hyères, pour y devancer le printemps, et à la fin de mai M. L... rejoignit son régiment, se trouvant dans un état de santé assez satisfaisant.

Au mois de septembre 1855, les mêmes accidents se reproduisirent : nouveau départ pour Hyères en février 1856; même résultat.

Au mois de septembre 1856, retour des accès.

Au mois de novembre, M. L... entre à l'hôpital militaire de Valenciennes. L'on comprend cette fois que l'action des *médicaments fébrifuges* est épuisée, et l'on s'adresse à l'hygiène. Le malade reste enfermé dans une vaste chambre, dont la température est maintenue constamment à + 17° centigrades; il est soumis à un régime analeptique, et l'on pratique, tous les jours, des frictions sèches énergiques sur tout le corps.

Trois mois de ce traitement n'amenèrent aucun résultat favorable. M. L... m'écrivait, à la date du 10 janvier 1857 :

«Je suis toujours aussi sensible au froid; mon urine devient toujours noire sous l'influence de la plus légère impression frigorifique ; en un mot, je ne suis pas guéri , et il est temps que cet état de choses finisse, car il brise ma carrière et compromet mon existence... Que faire ? — *C'est une affaire de temps et de régime,* me dit-on ; *changez de climat et espérez...* — Je n'espère plus qu'en vous, et je viens vous demander si vous pensez que mon affection soit susceptible de céder à un traitement hydrothérapique. »

Comme nous l'avons dit, le **31 janvier 1857, M. L...** arrivait à Bellevue, et, le soir même, il y éprouvait un violent accès.

*État actuel.* Taille, 1ᵐ,63 ; poids du corps, 62 kilogr. ½. Constitution très-robuste, tempérament sanguin. Aspect cachectique des plus prononcés, amaigrissement, peau sèche et rugueuse ; teint jaune grisâtre, terreux ; facies profondément altéré. La plus légère sensation de froid au visage donne aux joues et aux pavillons des oreilles une coloration violacée, qui devient complétement noire lorsque l'action frigorifique est intense ou prolongée, et qui imprime à la figure un caractère très-singulier. M. L...., qui plusieurs fois a craint de voir ses oreilles *tomber en gangrène,* les protége, lorsqu'il sort de sa chambre, par une espèce de bandeau en taffetas noir et ouaté.

Sensibilité excessive au froid atmosphérique , malgré une accumulation de flanelle et de vêtements chauds ; prostration considérable des forces musculaires, le malade ne marche qu'avec peine. Appétit nul ou dépravé, digestions laborieuses, constipation habituelle. Le plus léger exercice provoque de l'essoufflement et des palpitations. Des douleurs rhumatismales et névralgiques ambulantes, erratiques, très-variables dans leur intensité et leur durée, se font souvent sentir en différents points du corps, et surtout dans le côté gauche de la face.

L'examen le plus attentif des poumons, du cœur, du *foie,* de la *rate,* et du tube digestif, ne révèle aucune lésion de ces organes.

Les urines n'ont pas été jusqu'à présent l'objet d'une attention particulière ; elles n'ont jamais été analysées ; l'on comprendra qu'il n'en a plus été de même à Bellevue.

Le matin et le soir, les urines, au moment de l'émission, sont parfaitement limpides, peu colorées, et présentent leur degré normal d'acidité; elles marquent au densimètre **102**. Si on les traite par la chaleur et par l'acide azotique, on constate qu'elles contiennent en proportion considérable : 1° une certaine quantité d'albumine proprement dite, 2° une quantité plus abondante d'albumine caséiforme.

Lorsqu'un accès a lieu, l'urine expulsée immédiatement après présente une coloration qui varie du rougeâtre au noir, suivant le degré d'intensité de l'accès, la coloration étant d'autant plus foncée que celui-ci a été plus violent et plus long. L'analyse démontre que cette urine contient : 1° les matières albuminées précitées, mais en quantité plus considérable, surtout quant à l'albumine caséiforme; 2° une matière colorante organique, qui n'est autre chose que la matière colorante du sang.

L'urine expulsée dans la seconde émission qui suit l'accès présente ordinairement la couleur du vin de Madère; la matière colorante ne s'y trouve plus qu'en très-petite quantité. L'urine de la troisième émission est semblable à celle qui est rendue le matin et le soir.

Ces analyses ont été répétées plusieurs fois; elles ont toujours donné les mêmes résultats, et ceux-ci ont été constatés également par mes collègues et amis MM. Mialhe et Gubler.

Malgré l'albuminurie, il n'existe pas et il ne s'est jamais manifesté d'œdème en aucun point du corps.

Les accès sont irréguliers et d'une intensité très-variable. M. L... est convaincu que l'intermittence ne joue plus aucun rôle dans la manifestation des accidents fébriles, et que ceux-ci se développent exclusivement sous l'influence du froid atmosphérique. Nous reviendrons plus loin sur cette question, l'une des plus intéressantes parmi toutes celles que soulève cette remarquable observation.

Le traitement hydrothérapique est commencé le 1er février. — *Douches générales et biquotidiennes, en pluie et en jet; l'une à huit heures du matin, l'autre à quatre heures et demie du soir.*

Le 2. Les douches sont bien supportées; la réaction se fait bien, si ce n'est aux pieds et aux mains, qui ne se réchauffent que très-difficilement.

Chaque jour, après le déjeuner, vers onze heures, M. L... a senti ses pieds se refroidir; un léger accès fébrile s'est manifesté et a duré jusque vers trois heures de l'après-midi. L'urine rendue vers deux heures a présenté chaque fois la couleur d'une infusion concentrée de café.

*M. L... attribue exclusivement ces accès à ce que, pendant le déjeuner, ses pieds se refroidissent.*

Mais le déjeuner a lieu dans une salle à manger très-bien chauffée; le dîner est opéré dans les mêmes conditions que le déjeuner, et cependant il n'y a pas d'accès le soir. Je n'accepte pas complétement l'opinion de M. L..., et, pour élucider la question autant que faire se pourra, nous convenons qu'un cruchon rempli d'eau bouillante sera placé sous les pieds du malade pendant le déjeuner.

Le 10. Malgré la présence du cruchon, un accès a eu lieu chaque jour vers onze heures et demie; les caractères de l'urine sont restés les mêmes, et les convictions de M. L..., touchant l'action pyrétogénétique du froid, sont quelque peu ébranlées.

«La réaction aux pieds et aux mains se fait un peu mieux; la douche du soir est supportée avec plaisir, et suivie d'une sensation de bien-être; l'appétit est plus vif, la digestion meilleure; la constipation semble vouloir disparaître. La teinte du visage est moins plombée, le sommeil moins agité» (1).

L'amélioration survenue dans l'état général de M. L... m'engage à faire continuer le traitement en suivant les mêmes errements.

Le 16. L'état général s'est encore notablement amélioré, mais des accès quotidiens ont encore eu lieu; bien qu'ils aient été moins

_______________

(1) Les phrases placées entre guillemets sont textuellement extraites du journal qui a été tenu, avec beaucoup de soin et d'intelligence, par le malade lui-même.

intenses que les précédents, que la coloration de l'urine ait été moins foncée, je pense qu'il faut tenter de couper la fièvre en ramenant le traitement aux conditions méthodiques que j'ai établies, et je le modifie de la manière suivante :

*Demain* 17, *la douche du matin, au lieu d'être administrée à huit heures, sera donnée à un moment beaucoup plus rapproché de l'invasion des accès, c'est-à-dire à dix heures et demie, et le malade ne déjeunera qu'à midi.*

Le 18. « Il n'y a pas eu trace d'accès hier, et l'urine est restée normale, quant a sa couleur, pendant toute la journée. »

Les 19, 20, 21 et 22. *Pas d'accès fébriles;* l'urine conserve sa coloration normale, mais elle est toujours très-albumineuse.

Le 23. « Le brouillard est très-froid; la réaction ne se fait que difficilement. Après le déjeuner, pendant la promenade, les mains et les pieds se refroidissent, le facies s'altère, les oreilles deviennent d'un violet presque noir, *et l'urine prend une coloration aussi foncée que dans les plus mauvais jours;* mais il n'y a ·aucune apparence d'accès fébrile. »

Du 28 février au 15 mars, « *plus d'apparence de fièvre;* plusieurs fois encore, sous l'influence des variations atmosphériques et du froid de pieds, l'urine a pris une teinte jaune orangé. »

*Le matin, à huit heures, sudation en étuve sèche, suivie d'une immersion ou d'une douche; à quatre heures de l'après-midi, douche générale.*

Le 29 mars. « L'impressionnabilité au froid a disparu; le malade quitte la flanelle qu'il portait depuis quatorze ans, et n'en est nullement incommodé. »

L'état général est singulièrement amélioré : l'appétit est très-vif, la digestion excellente ; la constipation, l'essoufflement, les palpitations, les douleurs rhumatismales et névralgiques, ont disparu; les joues ne se colorent plus en violet foncé sous l'impression du froid, mais la congestion des oreilles persiste encore, bien qu'à un moindre degré. Les forces musculaires sont revenues; M. L... fait chaque jour de très-longues promenades dans le bois de Meudon.

Deux ou trois fois, sous l'influence du froid atmosphérique, l'urine a présenté la coloration du vin de Madère; *mais aucun phénomène fébrile ne s'est manifesté.*

Le **11** avril. Plus de froid aux extrémités; l'urine est encore albumineuse, mais elle reste toujours la même, et ne présente plus de modifications accidentelles dans ses caractères physiques et chimiques habituels.

Le **13**. Le **11**, il fait un temps superbe, et le thermomètre monte à + 18° centigr.; le **12**, le vent nord-est souffle avec une extrême violence, le thermomètre descend à + 4° centigr., et pendant toute la journée ont lieu des averses alternatives de pluie, de neige et de grêle.—Hier le malade *a eu froid,* et l'urine est devenue plus foncée.

Le **14**. Hier le temps a continué à être mauvais et très-froid; les mêmes accidents se sont reproduits, et l'urine a présenté la coloration du vin de Madère. — A quatre heures du soir, le malade me demande l'autorisation de prendre, avant la douche, un bain de pieds à eau courante, et je la lui accorde sans difficultés.

*Immédiatement après le bain de pieds, qui a été mal administré et non suivi d'une réaction immédiate, M. L... éprouve de la douleur dans les hypochondres, et une demi-heure après, il expulse une petite quantité d'urine présentant une couleur noire, qui n'avait plus été observée depuis fort longtemps.*

Le **18**. L'état général est excellent et ne laisse plus rien à désirer; l'urine est d'un jaune citrin, et sa coloration n'a pas varié.

Le **26**. Après plusieurs jours d'un temps très-beau et très-chaud, la température s'est brusquement et considérablement abaissée à partir du **21**; M. L... s'est exposé *volontairement* au froid, pour constater l'effet produit, et chaque fois l'urine est devenue plus ou moins foncée, en raison directe de l'impression reçue.

J'engage M. L... à ne pas continuer des *expériences* de cette espèce. «Sortez par tous les temps, lui dis-je; vêtissez-vous suffisamment et marchez, mais ne restez pas immobile avec l'intention prise à l'avance d'avoir froid, car il importe de déraciner l'*habitude morbide* contractée par vos reins, et de soustraire ces organes à toute congestion. »

Le 4 mai. Le temps a continué à être très-froid; M. L... a suivi mes conseils, et l'urine n'a subi aucune modification, quoiqu'il ait été à pied à Versailles, et fait des promenades de trois heures dans les bois de Meudon. — Une eschare, de 1 centimètre d'étendue, se détache de la partie médiane de l'ourlet de chaque oreille.

Le 11. L'urine n'a subi aucune modification de couleur depuis le 26 avril; elle ne contient plus que de l'albumine caséiforme, dans la proportion de 2 grammes par litre (Mialhe). La santé est excellente; les plaies des oreilles sont cicatrisées.

*La douche de l'après-midi sera remplacée par un bain de cercles. — Gymnastique. — Deux ou trois sudations par semaine.*

Le 17 juin. La température atmosphérique a subi de grandes vicissitudes; à des journées très-chaudes ont succédé, à plusieurs reprises, des soirées et même des journées très-froides, mais l'urine n'a présenté aucune modification.

Le 27, les urines ne contiennent plus que 1 gramme 10 centigrammes par litre de matière albumineuse (Mialhe); la santé générale est excellente.

Le 5 août, les urines ne contiennent plus que 70 centigrammes d'albumine par litre. M. L... est obligé de rejoindre son régiment, et il quitte Bellevue avec l'espoir bien légitime qu'en continuant, autant que faire se pourra, le traitement hydrothérapique, une guérison complète ne tardera pas à être obtenue.


M. L... termine son journal par le paragraphe suivant :


«Aujourd'hui j'ai un embonpoint satisfaisant; mon teint est coloré, mon appétit excellent; les digestions sont bonnes, le sommeil est profond et réparateur; les forces, la vigueur et l'énergie, ne laissent rien à désirer. Les douleurs musculaires et névralgiques ont entièrement disparu, et l'impressionnabilité aux variations de température est complétement détruite. Sous ce rapport, je ne me ressemble plus. A l'exception de quelques douleurs vagues et légères vers les lombes, je ne ressens absolument rien. Je n'ai pas éprouvé de *pissement de sang* depuis le 26 avril. Tout, dans mon économie, annonce un retour complet à la santé, et, si je n'avais la conviction que les traces d'albumine que l'analyse fait encore découvrir dans mon urine sont le signe certain d'un trouble fonctionnel, je me croirais radicalement guéri.

«En somme, je quitte Bellevue aussi satisfait que possible, en emportant au fond du cœur la plus vive reconnaissance pour le médecin dévoué, l'homme généreux et bienveillant, qui m'a rendu le meilleur et le plus précieux de tous les biens, la santé, et l'espoir de la conserver.»

J'ai vainement cherché, dans les annales de la science, une observation analogue à celle que je viens de rapporter, et qui jette une si vive lumière sur la pathogénie des engorgements viscéraux dans les fièvres d'accès.

Chaque accès fébrile est accompagné d'une congestion viscérale; mais, chez M. L..., ce n'est point vers la rate ou vers le foie que s'opère la congestion sanguine : c'est vers les reins; et comme il existe ici une voie d'excrétion, la quantité surabondante du sang est rejetée à l'extérieur, et une hématurie est le résultat de chaque accès fébrile.

Les hématuries, dont il est impossible de méconnaître la nature et qu'on ne peut attribuer à une affection calculeuse, deviennent alors un instrument à l'aide duquel l'on constate, avec une rigourcuse précision, le degré d'intensité de chaque accès, la marche de la pyrexie, et l'action des traitements mis en usage.

Pendant longtemps les congestions rénales se manifestent exclusivement sous l'influence de la concentration, du frisson fébriles, et les deux phénomènes, accès fébriles intermittents et congestions rénales, marchent ensemble. Plus tard il n'en est de plus de même, et des congestions rénales irrégulières, accidentelles, se manifestent sous l'influence du froid atmosphérique, alors que les accès fébriles ont disparu depuis longtemps et sans retour.

Cependant, sous l'influence de ces congestions rénales souvent répétées, il se produit une albuminurie; c'est-à-dire une complication, ou plutôt une maladie nouvelle, laquelle devient continue, indépendante de la fièvre, et persiste longtemps après la disparition des accès fébriles et des congestions rénales *fébriles* et *accidentelles*. La pathogénie de la maladie de Bright n'est-elle pas également vivement éclairée par la succession et l'enchaînement de ces faits pathologiques?

Sous la triple influence de la fièvre, des hémorrhagies rénales et de l'albuminurie, probablement aussi sous celle de l'énorme quantité de sulfate de quinine qui a été ingérée pendant cinq ans, le malade tombe dans un état d'anémie et de cachexie des plus graves; c'est à lui qu'il faut attribuer le refroidissement habituel des pieds et des mains, ainsi que la congestion si remarquable qui a lieu aux joues et aux oreilles, sous l'influence du froid atmosphérique.

Conformément à la LOI que nous avons établie, l'hydrothérapie commence par faire justice des phénomènes intermittents, accès fébriles et hématuries; elle obtient ensuite raison des congestions rénales *accidentelles*; enfin elle fait disparaître toute trace d'anémie et de cachexie, et rétablit l'équilibre dans toutes les fonctions (*digestion*, *respiration*, *circulation*). Il ne reste plus alors que l'albuminurie, dont nous nous occuperons tout à l'heure.

Cette observation fait ressortir d'une façon bien remarquable la nécessié d'une *administration méthodique* des douches froides. Le malade, homme très-instruit et très-intelligent, affirme, en arrivant à Bellevue, que l'intermittence est devenue entièrement étrangère aux manifestations fébriles, et que ses accès se montrent exclusivement sous l'influence du froid atmosphérique. Acceptant cette donnée, j'institue le traitement d'après les erremens ordinaires de l'Établissement, et les douches sont administrées à huit heures du matin et à quatre heures du soir.

Après quelques jours d'observation suivie, je crois reconnaître que l'assertion de M. L... est trop absolue. Les agents atmosphériques exercent une influence incontestable, mais le rôle de l'intermit-

tence n'est pas moins évident ; je n'admets pas que
ce soit en raison d'une circonstance extérieure que
les accès se manifestent entre onze heures et demie et midi, et je prescris que les douches du matin
soient administrées non plus à huit heures, mais
à un moment beaucoup plus rapproché de l'invasion, c'est-à-dire à dix heures et demie. *Dès le lendemain, les accès sont coupés pour ne plus reparaître.*

Mais, si les accès fébriles ne se manifestent pas
sous l'influence exclusive du froid atmosphérique,
il n'en est pas de même de la congestion rénale ;
celle-ci, *après la disparition définitive des accès*
(18 février), se montre encore quelquefois, lorsque,
le temps étant froid et humide, le malade reste exposé aux intempéries de l'atmosphère ; une fois
nous l'avons produite artificiellement et involon-
tairement, par l'administration d'un bain de pieds
froid, et plusieurs fois le malade l'a provoquée
volontairement en se soumettant à l'action du froid.
Une influence pathogénique ne peut guère se ré-
véler avec plus de netteté et de certitude. Les
congestions rénales accidentelles ne disparaissent
définitivement qu'après que le traitement hydrothérapique, en rétablissant la circulation capillaire
générale dans ses conditions normales, a fait justice de l'extrême impressionnabilité du malade aux
agents atmosphériques, et alors, avec les congestions rénales accidentelles, disparaissent aussi le
froid habituel des extrémités et les congestions
auriculaires.

A ce moment (3 mai), nous n'avons plus en face de nous que l'albuminurie ; et disons tout d'abord que, si les douches froides eussent été opposées à la fièvre dès le début, celle-ci eût été rapidement guérie, et que le développement ultérieur de l'albuminurie eût été par conséquent prévenu. Considération nouvelle que nous signalerons à M. Bégin, et qui prouve qu'il peut y avoir *plusieurs avantages* à substituer les douches froides au sulfate de quinine.

Mais enfin l'albuminurie existe, et l'hydrothérapie en fera-t-elle justice ?

Depuis trois ans et demi, à l'hôpital Lariboisière, notre collègue et ami M. le D$^r$ Becquerel fait usage de cette médication dans le traitement de la maladie de Bright, et voici les résultats qu'il nous a dit avoir obtenus :

«En faisant usage des applications hydrothérapiques d'après votre méthode (*sudations en étuve sèche et douches générales*), j'ai obtenu, dans plus de vingt cas de maladie de Bright *aiguë*, la disparition rapide et la guérison complète, sans récidive, de l'affection ; dans la forme *chronique*, j'ai obtenu une diminution plus ou moins considérable dans la proportion de l'albumine, une diminution ou la disparition de l'hydropisie, un rétablissement plus ou moins complet des forces ; j'ai pu prolonger la vie et obtenir une très-grande amélioration, mais je n'ai jamais vu de guérison complète. »

Avions-nous affaire à la forme aiguë ou à la forme

chronique ? Le début de l'affection ne peut pas être déterminé avec précision ; cependant M. Lallement *croit* qu'au mois d'octobre 1856, son urine n'était point constamment albumineuse, et qu'elle ne le devenait que sous l'influence des accès fébriles ou du froid atmosphérique. L'albuminurie permanente aurait donc eu, à l'arrivée du malade à Bellevue, environ quatre mois d'existence. Notons qu'il n'y avait jamais eu d'hydropisie, d'œdème, et que cela était une circonstance de bon augure. On a vu que, dans l'espace de quelques semaines, la proportion d'albumine a été réduite de 2 grammes à 70 centigrammes ; il y a donc lieu d'espérer une guérison complète et prochaine, et cela d'autant mieux que les causes qui avaient produit l'albuminurie, et qui l'entretenaient, n'existent plus.

OBS. XXX. — *Fièvre intermittente contractée en Afrique, en 1852. Type insolite : au début, cinq jours consécutifs de fièvre, suivis de cinq jours consécutifs d'apyrexie ; plus tard, accès irréguliers, et enfin un accès tous les neuf, dix ou onze jours. Accidents cérébraux graves ; hallucinations ; anémie, état nerveux, etc. Insuccès du sulfate de quinine et de l'acide arsénieux.*

### Certificat de visite.

« Nous soussigné, médecin-major du 1er régiment de grenadiers de la garde, certifions que le lieutenant Margaine (Henri-Camille) est atteint d'une fièvre intermittente rebelle.

« En conséquence, nous estimons qu'il a besoin d'un congé de convalescence de trois mois.

« Fait à Courbevoie, le 1er février 1857.

« *Signé :* BRISSET. »

Muni de ce document, et obéissant aux conseils de M. Jules Rouyer, élève des hôpitaux de Paris, M. Margaine vient à Bellevue le 10 février 1857, et nous donne, sur sa maladie, les renseignements écrits suivants.

Au mois de décembre 1852, M. M... appartenait au 10ᵉ régiment de ligne, et se trouvait à Bone (province de Constantine), où sévissaient des fièvres intermittentes graves; atteint l'un des derniers du régiment, et frappé d'un accès très-intense, il partit deux jours après pour Alger, espérant que le changement de localité couperait la fièvre dès son début.

Il n'en fut pas ainsi; après quelques jours de séjour à Alger, un second accès eut lieu, et la fièvre se montra dès lors avec une périodicité parfaite.

«J'avais alternativement, écrit le malade, cinq jours mauvais et cinq jours bons. Pendant les premiers, je restais presque continuellement au lit, un violent accès ayant lieu chaque jour, et me laissant chaque fois très-abattu, privé de forces, et fort mal à l'aise; pendant les seconds, je me portais parfaitement, et le bien-être se manifestait si rapidement, si brusquement, que mes camarades, après m'avoir vu très-malade pendant cinq jours, ont été parfois très-surpris de me retrouver au bal masqué le sixième.»

Le traitement consista en tisane de centaurée et en sulfate de quinine porté jusqu'à la dose de 1 gr. 50 centigr.; il resta complétement inefficace.

Le 20 février 1853, M. M... reçut l'ordre de se rendre à l'école de tir, à Paris. A son arrivée, il trouva la ville couverte de neige, et le jour même eut lieu un violent accès fébrile. «Quand il fut passé, dit M. M..., je constatai avec surprise que je ne pouvais pas marcher droit devant moi, non par suite d'une faiblesse de mes jambes, mais en raison d'un trouble singulier de la vue; il me semblait que mes yeux s'ouvraient démesurément et que tous les objets dansaient devant moi.»

La fièvre persista avec le type que nous avons indiqué.

Le malade tomba rapidement dans une grande faiblesse, et devint, suivant ses expressions, d'une sensibilité *ridicule* au froid.

Le 10 mars, ne pouvant plus marcher que très-difficilement, il entra à l'hôpital du Val-de-Grâce, où six semaines de traitement par le sulfate de quinine ne modifièrent en rien les accidents. Un *déplacement* fut considéré comme nécessaire, et, muni d'un congé de convalescence de trois mois, M. M... se rendit dans sa famille, à Sainte-Ménehould.

« J'étais, en arrivant chez moi, dit M. M..., d'une maigreur effrayante, d'une faiblesse excessive, et d'une sensibilité au froid de plus en plus exagérée ; la fièvre ne me quittait point ; chaque accès était annoncé par une somnolence excessive, puis survenait un frisson violent avec froid glacial des pieds et des reins ; je me couchais en me pelotonnant sur moi-même, et je grelottais pendant plus d'une heure. La réaction était énergique, et la sueur très-abondante. De chaque accès, je sortais plus faible que du précédent. »

Le sulfate de quinine fut de nouveau mis en usage, et on lui associa les pilules de Vallet, mais sans plus de succès qu'auparavant.

Au mois de septembre, M. M... dut rejoindre son régiment à Pau. En traversant Bordeaux, la fièvre le prit avec violence ; mais, à sa grande surprise, il n'eut qu'un seul accès, et le surlendemain il put continuer sa route.

A Pau, les accès fébriles devinrent moins violents et très-irréguliers ; mais il se produisit un phénomène nouveau qui, depuis cette époque, a toujours persisté et vivement impressionné le malade : chaque accès est accompagné des hallucinations les plus bizarres et les plus pénibles de la vue et de l'ouïe. « Quoi que je fasse pour les combattre, dit M. M..., je ne peux y parvenir ; je ne peux m'endormir et dissiper les terreurs invincibles qui s'emparent de moi qu'en ayant de la lumière dans ma chambre pendant toute la nuit ; et je souffre d'autant plus de cet état que je n'en ai jamais parlé, n'osant avouer à personne que j'ai peur de l'obscurité, comme un enfant. »

Au mois de mai 1854, M. M... fut incorporé dans le 1er régiment des grenadiers de la garde.

Pendant dix mois, les accès continuèrent à se montrer irrégulièrement ; le malade était prévenu de l'invasion par des hallucinations, il se couchait et subissait avec résignation tout le cortége des accidents fébriles. Une grande quantité de sulfate de quinine fut encore administrée, à la dose de 8 décigrammes à 1 gramme, mais sans aucun succès.

Au mois de mars 1855, M. M... dut partir pour la Crimée. Pendant les premiers mois, les accès devinrent moins rapprochés, moins violents, et le malade croyait toucher à la guérison, lorsque, sous l'influence des grandes chaleurs et des fatigues extrêmes de la guerre, tous les phénomènes morbides se reproduisirent avec une nouvelle intensité. « J'étais au bout de mes forces, dit M. M..., lorsque je fus blessé le jour de l'assaut de Malakoff. »

Pendant tout le temps que dura la suppuration d'une plaie d'arme à feu fort grave de la main droite, c'est-à-dire depuis le 8 septembre 1855 jusqu'au mois de février 1856, aucun des phénomènes ci-dessus indiqués ne se manifesta ; les accès intermittents, les hallucinations, avaient complétement disparu, et M. M... bénissait la blessure qui l'avait débarrassé des accidents qui, pendant trois ans, s'étaient reproduits avec tant de ténacité, lorsque peu de jours après la cicatrisation de la plaie, et sans aucune cause déterminante appréciable, éclata un violent accès fébrile, en tout semblable aux précédents : bâillements, somnolence, hallucinations, frisson intense et prolongé, etc.

Pendant sept mois, de nombreux accès eurent lieu et furent encore combattus, mais sans plus de succès, par le sulfate de quinine.

Au mois de septembre, M. M... alla passer un mois dans sa famille, et là il eut un accès de fièvre *aussi violent qu'aux plus mauvais jours*. On substitua au sulfate de quinine le vin fébrifuge de Bouchardat.

Depuis cette époque jusqu'à ce jour, la fièvre affecta une nouvelle périodicité, les accès ayant lieu régulièrement tous les neuf, dix ou onze jours.

Au mois d'octobre, l'acide arsénieux fut administré *à hautes doses*, sous la direction de M. le Dr Boudin; mais, dès le second jour, il survint des coliques et une diarrhée qui ne firent qu'augmenter, de telle sorte que la médication fut interrompue le cinquième jour.

Au mois de février 1857, l'état général du malade était devenu très-fâcheux : amaigrissement, faiblesse extrême, anémie, anorexie, gastralgie, palpitations, douleurs névralgiques erratiques, susceptibilité excessive aux influences atmosphériques, bien que le malade soit couvert de flanelle et porte toujours des vêtements très-chauds.

C'est dans ces circonstances que M. M..., ayant été instruit, par M. Rouyer, de l'efficacité de l'hydrothérapie dans le traitement des fièvres intermittentes rebelles, prit le parti de demander un congé de convalescence et de venir réclamer, à Bellevue, le secours de cette médication.

*État actuel.* Taille, 1 mètre 86 centimètres; poids du corps, 67 kilogr.; constitution grêle, tempérament nerveux; teint pâle, facies altéré.

Le foie et la rate ne dépassent point leurs limites physiologiques; le volume du cœur n'est pas augmenté, et l'on ne perçoit aucun bruit anormal, sauf un souffle moelleux au premier temps; l'impulsion est faible. Le pouls est petit et facilement dépressible. Bruit de souffle intermittent dans les vaisseaux du cou. La peau et les membranes muqueuses sont peu colorées. Les facultés intellectuelles sont parfaitement intactes.

Le traitement hydrothérapique est commencé le lendemain, 11 février 1857.

Le 15. Le malade a eu un accès de fièvre la veille au soir; il n'a pas été très-violent, mais les hallucinations de la vue et de l'ouïe ont beaucoup tourmenté M. M..., et l'ont obligé à conserver de la lumière dans sa chambre pendant la nuit.

Le 25. M. M... a éprouvé hier soir les prodromes habituels de ses accès fébriles : bâillements, somnolence, frisson, etc.; mais ces phénomènes ont été très-légers, n'ont donné lieu à aucun malaise, et se sont dissipés au bout de fort peu de temps. *Le malade n'a pas eu la moindre hallucination,* et a passé une bonne nuit.

Le 15 mars. *Plus de traces de la fièvre;* l'appétit est très-vif, la digestion excellente; l'état général est notablement amélioré.

Le 31. Tous les phénomènes d'anémie ont disparu; M. M... ne porte plus de flanelle, n'est que légèrement vêtu, et supporte, sans en ressentir aucune influence fâcheuse, les vicissitudes atmosphériques de la saison; ses forces sont revenues et lui permettent de faire chaque jour de longues promenades. La guérison peut dès aujourd'hui être considérée comme complète et définitive; mais, pour la consolider, M. M..., pendant un mois encore, viendra de Paris deux fois par jour, pour recevoir une douche générale en pluie et en jet.

Le 10 mai, M. Margaine quitte définitivement Bellevue, en m'écrivant les lignes suivantes :

«Monsieur et cher docteur,

«Je suis arrivé près de vous malade depuis quatre ans; je désespérais de tout; le moral souffrait autant que le physique, et j'en étais arrivé à redouter la folie.

«Vous m'avez tendu la main, et rien qu'à voir votre confiance et la bonté de votre accueil, j'espérais déjà. Après deux mois de traitement, j'ai vu disparaître tous les accidents qui caractérisaient ma maladie, et, en particulier, ces affreuses hallucinations qui étaient pour moi l'objet d'une si profonde terreur. A l'heure où j'écris, je suis complétement guéri et je jouis de la meilleure santé que j'aie jamais eue.

«Je vais reprendre mon service, je vais vous quitter; le hasard ou ma carrière peuvent m'emmener bien loin, mais avec moi j'emporterai votre souvenir, et une reconnaissance qui défie le temps et la distance, etc.

« *Signé :* MARGAINE. »

Au point de vue de la nosographie, l'observation qu'on vient de lire présente deux circonstances très-remarquables :

Le *type de la fièvre.* — Au début il existe alternativement cinq jours consécutifs de fièvre et cinq jours consécutifs d'apyrexie. Je ne sache pas que jamais ce type ait été observé; les recherches bibliographiques les plus étendues ne m'ont fourni, à cet égard, que des résultats négatifs. Son existence, chez notre malade, ne saurait être mise en doute. M. M... m'a donné les renseignements les plus précis, les détails les plus circonstanciés, et il m'a affirmé que plusieurs des hommes de son régiment, qui contractèrent la fièvre à Bone, en même temps que lui, furent atteints de la même manière. Plus tard les accès se reproduisent tous les neuf, dix ou onze jours, et c'est encore là un type sinon inconnu, du moins très-insolite.

Les *hallucinations,* devenues l'un des principaux phénomènes des accès fébriles. — Des troubles de l'intelligence et des fonctions sensoriales caractérisent certaines formes pernicieuses, et se montrent même parfois pendant la période de réaction de certains accès de fièvre simple; mais je n'ai point trouvé, dans les auteurs, un autre exemple de fièvre simple, périodique, dont chaque accès ait été accompagné, dès le début, ou même précédé, d'accidents nerveux consistant exclusivement en hallucinations de la vue et de l'ouïe.

Voici bien deux fièvres *opiniâtres et difficiles à vaincre*, deux fièvres *algériennes*, deux fièvres MILITAIRES.

Elles ont cédé à la médication hydrothérapique, comme l'eussent fait deux fièvres *bénignes, parisiennes*, et CIVILES.

MM. Bégin et Riboulet sont-ils enfin satisfaits ?

Le 4 février 1857, par suite d'un malentendu qui me faisait attribuer des intentions et des prétentions que je n'avais ni conçues ni exprimées, je recevais la lettre suivante :

«Monsieur,

«Je me suis empressé de placer sous les yeux de l'Empereur votre *requête*, par laquelle *vous demandez que l'hydrothérapie soit appliquée à l'armée*. Sa Majesté, tout en appréciant les sentiments qui, dans l'intérêt de l'humanité, vous ont inspiré cette pensée, n'a pas cru devoir y donner une suite conforme à vos désirs. J'ai le regret de vous en informer.

«Recevez, Monsieur, l'assurance de mes sentiments distingués.

«*Le Secrétaire de l'Empereur, chef du cabinet,*

«MOCQUARD. »

A peu de jours de là, M. le duc de Bassano voulait bien écouter, avec une extrême bienveillance, mes explications et mes rectifications; et, après une longue conversation et la lecture de plusieurs documents, il me promettait d'appeler l'attention de l'Empereur sur une question intéressant également l'humanité, la science et l'administration.

« Vous faites là une singulière campagne, me dit, en terminant, M. le grand chambellan. Des efforts et des offres d'un rare désintéressement sont accueillis comme d'importunes sollicitations de faveurs imméritées. Je tâcherai de replacer les choses sur leur véritable terrain. »

Je me retirai avec un espoir qui ne s'est point réalisé, et avec une gratitude qui ne s'effacera pas.

Ma déception nouvelle avait toutefois reçu, par anticipation, une douce compensation ; car, à la date du 24 janvier 1857, M. le colonel du 3e régiment de cuirassiers m'avait adressé une lettre ainsi conçue :

« Monsieur le Docteur,

« Apprenant à l'instant par mon chirurgien-major, M. Candé, les soins si efficaces et si éclairés que vous venez de donner, avec tant de bienveillance et de désintéressement, à M. X..., lieutenant sous mes ordres, permettez-moi, Monsieur, de vous témoigner bien vite toute ma gratitude, et en même temps tous mes compliments d'un pareil succès.

« Succès qui vous fait honneur, et proclame hautement la puissance de la méthode hydrothérapique, dont vous êtes, en France, le fondateur.

« Votre noble et généreux désintéressement envers M. X..., joint à tant de bontés et d'égards pour lui, vous donne des droits à la reconnaissance de tous ses camarades, et à la mienne en particulier.

«Veuillez l'accepter, monsieur le Docteur, et recevoir en même temps l'assurance de ma haute estime et de ma parfaite considération.

«*Signé :* Le Colonel comte DE DRÉE. »

Il devint urgent, pour couper court à certaines insinuations et interprétations, d'établir nettement ma position touchant l'application de l'hydrothérapie aux militaires.

Le 18 août 1857, je publiai, dans *le Moniteur des hôpitaux,* le document suivant.

C'est par la volonté de l'Empereur, en 1852, et par l'initiative du maréchal Saint-Arnaud , alors ministre de la guerre, en 1853 , que fut soulevée la question de l'application du traitement hydrothérapique aux militaires atteints de fièvre intermittente.

Mis en demeure, par le Conseil de santé des armées, de justifier une auguste confiance, et de prouver que le maréchal Saint-Arnaud ne se trompait pas en me donnant *raison sur tous les points,* je me devais à moi-même d'épuiser un débat qui intéresse également la science, l'humanité et l'administration.

Le débat scientifique est terminé ; et, conformément à mes prévisions, la vérité n'a rien perdu à triompher tard. L'opinion publique a prononcé un arrêt définitif, qui place la médication hydrothérapique des fièvres intermittentes au nombre des

plus belles et des plus utiles découvertes de la thérapeutique.

Le débat administratif dure encore, et c'est dans
l'intérêt de l'humanité que je veux tenter un dernier effort.

Que le Conseil de santé des armées se rassure
toutefois : je ne viens plus discuter la valeur de
ses arguments, je ne viens plus demander l'introduction de l'hydrothérapie dans les *hôpitaux militaires*. Sur ce point, comme sur beaucoup d'autres,
je m'en réfère avec confiance au temps. Déjà l'hydrothérapie a conquis sa place dans les hôpitaux
civils : la force des choses l'introduira, à son heure,
dans les hôpitaux militaires.

Cédant aux pressantes sollicitations d'un grand
nombre d'officiers de tous grades, je demande
simplement aujourd'hui :

Que les OFFICIERS qui sont dans le cas d'être
traités par l'hydrothérapie, et qui, de l'aveu de
M. Bégin, «sont libres de se faire traiter par un
médecin de leur choix,» puissent être envoyés à
Bellevue, munis de congés de convalescence *avec
solde entière*, conformément aux usages adoptés
pour certaines eaux thermo-minérales ;

Que des officiers ne soient plus contraints de
recourir à des subterfuges qui répugnent à leur
loyauté ; de solliciter, par exemple, un congé de
convalescence à destination de Vichy, de se rendre
dans cette localité pour y faire viser leur arrivée,
d'en repartir le lendemain pour venir se faire trai-

ter à Bellevue, et de retourner à Vichy, à l'expiration de leur congé, pour y faire constater leur départ;

Qu'un officier ne soit plus mis dans le cas de m'écrire :

«Il y a quelques jours seulement que je connais vos recherches sur l'hydrothérapie; *je le dois à la* CONFIDENCE *d'un médecin militaire, qui m'a engagé* EN SECRET *à me procurer votre livre.* Je n'hésite plus, depuis que je connais vos nobles et infructueux efforts faits auprès de l'autorité militaire pour faire bénéficier l'armée de vos belles découvertes touchant le traitement de la fièvre intermittente. Je vais demander, à la revue du général, un congé de convalescence de trois mois; MAIS, POUR OBTENIR SOLDE ENTIÈRE ET MÉNAGER LES SUSCEPTIBILITÉS, *je le demanderai pour une ville du Midi, et je m'arrêterai à Bellevue.*»

Je demande :

Que les médecins militaires soient informés qu'ils peuvent conseiller *officiellement* l'hydrothérapie sans compromettre leur avancement;

Qu'un *médecin principal de l'armée* n'en soit plus réduit à m'écrire :

«Je devais vous adresser une note sur les résultats obtenus dans mon hôpital par les moyens hydrothérapiques, dont je fais usage surtout depuis la lecture de votre excellent ouvrage; mais le mauvais vouloir opposé par le Conseil de santé aux bonnes intentions du maréchal Saint-Arnaud a fait naître dans mon esprit une crainte très-sérieuse. Le susdit Conseil pourrait fort bien se formaliser de mon travail, et m'envoyer hydrothérapier nos soldats..... en Chine. Je remets en conséquence l'exécution de ma promesse à des temps meilleurs. »

Je demande enfin

Que les médecins militaires soient autorisés à suivre l'exemple qui leur a été donné par le médecin en chef de l'hôpital militaire de Toulon, dans la pièce suivante :

*Hôpital militaire de Toulon. — Certificat de contre-visite.*

« Nous soussigné, officier de santé en chef de l'hôpital militaire de Toulon,

« Certifions que M. Dezon, aide-major de 1$^{re}$ classe au 59$^e$ de ligne, est atteint de fièvre intermittente rebelle, contractée en Afrique, contre laquelle ont échoué le sulfate de quinine, l'acide arsénieux, les toniques, et les eaux de Vichy, prises pendant la première saison de 1856.

« En conséquence, nous estimons que les accidents ci-dessus relatés ont pour résultat le besoin d'un congé de convalescence de trois mois, avec solde entière ; congé que cet officier de santé passera dans l'établisssement hydrothérapique de Bellevue.

« *Signé :* SECOURGEON.

« Toulon, le 14 septembre 1856. »

A ces demandes sera-t-il fait droit ? Je l'ignore.

« Vous poursuivez une singulière campagne, me disait, il y a peu de temps, M. le duc de Bassano ; des efforts et des offres d'un rare désintéressement sont accueillis comme d'importunes sollicitations de faveurs imméritées !»

Il en sera peut-être encore ainsi, et je m'en consolerais aisément si l'humanité ne devait pas en souffrir.

Je regrette d'être obligé de déclarer en terminant, et pour répondre à certaines insinuations, que parmi les militaires qui, depuis onze années, sont venus réclamer de moi le secours de l'hydrothérapie, beaucoup ont reçu un traitement externe gratuit, et que, pour plusieurs autres, j'ai tenu compte à l'Établissement de Bellevue de frais de pension qui s'élèvent aujourd'hui à plus de 20,000 fr. J'ajouterai, et cette fois avec bonheur, que *tous ceux de ces malades qui étaient atteints de fièvre intermittente ont été guéris;* — TOUS, *sans aucune exception.*

Et maintenant l'on comprend qu'à moins de provocation nouvelle, j'en ai fini avec le Conseil de santé des armées, comme avec toute démarche officielle auprès des autorités civiles ou militaires, scientifiques ou administratives.

Ma position, à l'égard de l'administration, était nettement établie par cette publication; mais il me restait encore d'autres adversaires à combattre.

Dans un travail écrit en faveur du traitement des fièvres intermittentes par la méthode de

M. Boudin, M. le Dr Frémy accorde une efficacité suprême à l'acide arsénieux, à la condition que le médicament soit administré d'emblée à la dose de 25 milligrammes.

Nous ne sommes pas en mesure d'indiquer avec précision combien de milligrammes d'acide arsénieux ont été ingérés par chacun des malades que l'on a vus, dans nos observations, avoir été soumis, sans succès, à la médication arsenicale (voy. obs. 21, 23, 26, 27, 28, 29); mais nous savons que M. Margaine, par exemple (obs. 30), a pris l'acide arsénieux, sous la direction de M. Boudin lui-même, à dose suffisante pour donner lieu à des accidents qui ont obligé à suspendre la médication dès le cinquième jour, et nous savons aussi que chez lui la médication arsenicale a complétement échoué.

M. le Dr Frémy, après avoir bien voulu nous concéder que nous avons employé l'hydrothérapie *avec un* CERTAIN *succès* dans le traitement des fièvres intermittentes, mentionne, dans le même paragraphe, les inhalations d'éther ou de chloroforme et le galvano-magnétisme; puis il s'exprime ainsi dans le paragraphe suivant (1) :

« *Cette médication perturbatrice est complétement* INSUFFISANTE, *et elle a surtout le tort de n'être pas* RATIONNELLE. *Dans un petit nombre de cas,* IL EST PERMIS PEUT - ÊTRE *d'y avoir recours,* MAIS ELLE

---

(1) *Moniteur des hôpitaux*, 1857, p. 91-92.

LAISSE TROP A DÉSIRER *pour qu'on puisse la consi-dérer autrement* QUE COMME UN MOYEN EMPIRIQUE.»

On se demandera probablement en quoi une médication qui guérit constamment les fièvres les plus graves, les plus rebelles, et qui met à l'abri des rechutes, *est insuffisante et laisse beaucoup à désirer;* on se demandera pourquoi la médication arsenicale est plus *rationnelle* que la médication hydrothérapique; on se demandera quels sont *les cas, en petit nombre,* dans lesquels IL EST PERMIS PEUT-ÊTRE d'avoir recours *à une médication insuffisante et irrationnelle.* Quant à nous, nous ne nous sentons pas le courage de discuter de semblables choses, et après avoir démontré surabondamment que les douches froides obtiennent raison non-seulement des fièvres intermittentes que le sulfate de quinine et l'acide arsénieux peuvent guérir, mais encore des fièvres que ces médicaments ne guérissent pas, nous nous contenterons de faire des vœux pour que notre jeune confrère rencontre, dans sa carrière médicale, beaucoup d'*agents empiriques* ayant une efficacité pareille à celle de l'hydrothérapie dans le traitement des fièvres d'accès, et nous laisserons aux malades le soin de décider si, à efficacité et à suffisance égales, il est plus *rationnel* de s'adresser à l'arsenic qu'à l'eau froide! Voici d'ailleurs une observation qui prouvera, une fois de plus, que si les douches froides sont moins *rationnelles* et moins *suffisantes* que l'acide arsénieux, elles sont plus EFFICACES.

Obs. XXXI. — *Fièvre intermittente contractée en 1855; type tierce ; accès d'une violence extrême; insuccès du sulfate de quinine, de l'acide arsénieux, de la tisane d'alkekenge, de l'ipécacuanha, du jus de persil.* — M. Girouard, âgé de 46 ans, propriétaire et cultivateur à Versigny, département de l'Aisne, d'une constitution robuste, a toujours joui d'une bonne santé ; il n'a jamais mené un mauvais genre de vie, ni fait aucun excès de vin ou de femmes. Pendant l'hiver de 1854 à 1855, il fit défricher et dessécher une propriété située dans des bas‑fonds, et dont il venait de faire l'acquisition ; il présida constamment lui-même à tous les travaux, et au bout de deux mois, il fut pris brusquement au cou d'une douleur de nature rhumatismale, qui rendait très-difficiles, et parfois impossibles, les mouvements de cette région. En même temps, éclatèrent des accès de fièvre, revenant tous les deux jours, à une heure du matin. Ces accès débutaient par un frisson, plus ou moins long et plus ou moins intense, que suivaient de la chaleur et de la sueur ; ils n'eurent d'abord qu'une durée de deux heures au plus. Le jour où il n'avait pas la fièvre, le malade revenait presque à son état normal ; il pouvait manger et se livrer au travail, quoique cependant il lui restât, de la fièvre de la veille, un peu d'anorexie, de faiblesse et d'abattement.

Pendant un an, M. G... négligea de faire appeler un médecin, ne jugeant pas que la chose en valût la peine, et il se contenta de prendre les divers remèdes, tous infaillibles, que lui indiquèrent les commères du pays. Quoi qu'il en soit, au bout d'une année, la fièvre cessa tout à coup, et demeura suspendue pendant environ une quinzaine de jours. Au bout de ce temps, les accès reparurent avec le même type, mais non plus à la même heure, et prirent une gravité insolite.

Les accès commençaient à onze heures du matin et duraient huit heures, sur lesquelles six étaient, au dire du malade, occupées par le frisson. Tant que durait l'accès, le patient demeurait immobile, ne pouvant remuer ni bras ni jambes, ni même ouvrir les yeux.

M. Hugot, médecin à Laon, fut alors appelé, reconnut immé-

diatement la nature de la fièvre, et prescrivit le sulfate de quinine. Pendant trois mois, ce médicament fut administré au malade
à doses graduellement croissantes , de manière à·arriver, vers la
fin, *à la dose énorme de 3 grammes dans les vingt-quatre heures ;*
mais cette rare persévérance n'obtint pas la récompense qu'elle
méritait : le sel quinique resta impuissant , aussi bien que le sirop
de quinquina que l'on donnait également au malade. L'état de ce
dernier empirait de jour en jour ; depuis longtemps les fonctions
digestives s'étaient profondément altérées , l'appétit était nul, et
le malade éprouvait, à la vue des aliments, un dégoût tellement
insurmontable qu'il resta environ trente jours presque sans manger. Sous l'empire d'une abstinence si prolongée, jointe à l'opi-
niâtreté invincible de la fièvre , l'embonpoint et les forces décli-
nèrent rapidement. Pâle, languissant, exténué, M. G... se traînait
péniblement dans sa chambre, en s'appuyant sur le bras d'un pa-
rent ou d'un ami ; bientôt même il renonce à cet exercice devenu
impossible, et passe ses journées étendu , immobile sur son lit.
Les accès devinrent de plus en plus longs et violents ; ils ne duraient pas moins de dix, doux, quinze, et même dix-huit heures.
Malade et médecin furent complétement découragés.

Au mois de novembre 1856, M. Lobjeois, médecin à La Fère,
est appelé en consultation ; il conseille la solution de Boudin. Le
malade en prend pendant un mois environ ; la fièvre est suspendue ; mais , hélas ! pour peu de temps. Au bout d'un mois d'apyrexie, les accès éclatèrent de nouveau avec une extrême violence,
et pendant leur durée, un délire furieux s'empare du malade, que
quatre hommes vigoureux peuvent à peine contenir dans son lit ,
malgré sa maigreur et sa faiblesse. On prescrit la tisane d'alkekenge, à prendre tous les jours, à la dose de 12 grammes dans un
verre d'eau ; tous les deux jours , on fait vomir le malade avec
1 gramme d'ipécacuanha en poudre.

Ce traitement, continué pendant un mois environ, amène une
amélioration sensible ; les accès diminuent d'intensité , quoiqu'ils
soient encore violents ; le frisson a presque disparu. On soumet
alors le malade à l'usage du jus de persil, pris pur, à la dose de

une, deux et même trois cuillerées à café par jour. Au bout de quinze jours de l'emploi de ce médicament, on observe une diminution nouvelle dans la durée et la force des accès ; le délire a complétement disparu, mais le malade reste abattu, sans énergie, et les fonctions digestives ne se relèvent pas.

Au mois de mai 1857, l'état général du malade n'a point changé et des accès fébriles n'ont pas cessé d'avoir lieu. Le D<sup>r</sup> Lobjeois conseille alors au malade d'avoir recours à l'hydrothérapie, et il l'amène à Bellevue, le 20 mai, pour le remettre aux mains de M. Fleury.

*(Observation recueillie par M. le D<sup>r</sup> Tartivel.)*

*État actuel.* Amaigrissement considérable, figure hâve et profondément altérée, teint terreux ; anorexie et dyspepsie ; froid habituel des extrémités ; douleurs fréquentes de névralgies intercostale, cervico-occipitale, sciatique, etc. ; pouls petit et faible ; palpitations, décoloration de la peau et des membranes muqueuses, faiblesse musculaire extrême.

*La rate a un volume considérable ; son diamètre vertical est de 17 centimètres. Le foie dépasse le rebord costal de 9 centimètres, et la ligne médiane de 6.*

*Douches biquotidiennes en pluie et en jet, douches hépatiques et spléniques.*

Le 5 juin. Les accès fébriles ont disparu, pour ne plus se reproduire, DÈS LA PREMIÈRE DOUCHE ; l'état général est meilleur, le teint plus coloré ; l'appétit commence à se faire sentir, la digestion est plus facile. Le diamètre splénique est de 12 centimètres ; le foie ne dépasse plus le rebord costal que de 5 centimètres, et la ligne médiane de 2.

Le 10. Le diamètre splénique n'est plus que de 8 centimètres ; le foie ne dépasse plus la ligne médiane, mais il s'étend encore de 2 centimètres au-dessous du rebord costal ; l'état général est bon, l'appétit très-vif, la digestion excellente ; les douleurs névralgiques ont disparu ; le malade fait sans fatigue de longues promenades dans les bois.

Le 20. Les diamètres viscéraux sont restés les mêmes ; M. G...
assure ne s'être jamais mieux porté, et, malgré nos instances, il
quitte Bellevue.

Le 11 juillet. M. G... n'a pas éprouvé d'accès fébrile depuis son
départ, et il a pu vaquer, avec une grande activité, à ses affaires
de propriétaire et de cultivateur ; mais les pieds sont encore habituellement froids , et la fatigue a ramené un peu de dyspepsie.
M. G... s'est alors décidé à revenir à Bellevue pour y passer une
quinzaine de jours.

*Le foie dépasse toujours le rebord costal de 2 centimètres.*

Le 26. M. G... quitte encore une fois Bellevue , et cette fois
probablement pour n'y plus revenir ; les viscères abdominaux
sont rentrés dans leurs limites normales, et la santé ne laisse rien
à désirer.

Encore un succès de l'eau froide, là où avaient
échoué le **sulfate de quinine** et l'acide arsénieux ;
voire même l'ipécacuanha, la tisane d'alkekenge et
le suc de persil.

Que pouvaient ces médicaments contre la congestion chronique du foie ? — Rien, absolument rien.
— Quelle autre médication pouvait, à ce point de
vue, agir avec la même efficacité que les douches
froides ? — Aucune, absolument aucune.

Quant à la rate, ne sait-on pas que si le sulfate
de quinine et l'acide arsénieux ne coupent point
la fièvre DÈS LE DÉBUT, ils deviennent impuissants
contre l'engorgement chronique de cet organe.

Trois grammes de sulfate de quinine par jour !
M. Piorry, je l'espère, ne déclarera pas la dose insuffisante.

La solution de Boudin administrée pendant un
mois! «Mais à combien de milligrammes,» demandera sans doute M. Frémy ? — Eh! mon cher confrère, les douches froides GUÉRISSENT sans exiger
des balances aussi délicates.

A la vérité, ce n'est là qu'une *médication irrationnelle, insuffisante, empirique, qu'il n'est permis
d'employer* peut-être *que dans un petit nombre de
cas.*

Mais M. Girouard appartenait *peut-être* à ce petit
nombre de cas ?

Qu'en pense M. Frémy ?

M. le D^r Lobjéois, voyant que les médications *rationnelles, et ne laissant rien à désirer,* n'avaient pu
ni ramener les organes à leurs dimensions physiologiques ni prévenir les incessants retours de la
fièvre, a pensé qu'il était convenable de recourir
à un moyen *empirique et insuffisant ;* tel a été également mon avis, et nous n'avons pas eu à nous re-
pentir de notre détermination.

Qu'en pense encore M. Frémy ?


J'ai dit ailleurs (voy. p. 34) que dans les pyrexies
intermittentes chroniques, où les viscères abdominaux (la rate ou le foie, ou ces deux organes simultanément) sont congestionnés, il arrive souvent
que la fièvre régulière, périodique, est coupée, les
viscères n'étant pas ramenés à leurs limites physiologiques; mais qu'alors des manifestations fébriles

*irrégulières* ont ordinairement lieu, et se reproduisent, à différents intervalles, jusqu'à ce que les organes aient repris leur volume normal.

Les phénomènes que j'indiquais dans ces lignes constituent l'une des parties les plus curieuses de l'histoire des fièvres intermittentes, et méritent d'être étudiés avec soin.

Dans les circonstances dont il s'agit, on voit quelquefois des malades porter, pendant plusieurs années, des engorgements viscéraux considérables, et en subir toutes les conséquences directes, sans jamais être repris de fièvre. On observe alors la dyspepsie, l'anémie, la cachexie, l'hydropisie, etc.; mais d'accès fébriles, point.

Dans d'autres cas plus nombreux, on observe les manifestations fébriles irrégulières ci-dessus mentionnées, et l'*irrégularité* porte sur plusieurs points.

Les phénomènes fébriles se montrent à des intervalles très-variables, souvent assez rapprochés les uns des autres, parfois très-éloignés. Nous avons vu des malades qui avaient un ou plusieurs accès toutes les deux ou trois semaines, tous les deux ou trois mois, une fois par an. A des accès très-fréquents peuvent succéder des accès très-rares, et *vice versa* ou alternativement.

Les accès éclatent souvent en l'absence de toute cause déterminante appréciable; souvent aussi ils sont provoqués par un écart de régime, un excès de fatigue, une impression morale vive, une influence atmosphérique accidentelle ou saisonnière, etc.

Chaque manifestation est constituée par un ou plusieurs accès, ceux-ci pouvant être atypiques ou typiques. Dans ce dernier cas, le type est ordinairement celui que la fièvre a présenté à son origine, mais il peut être différent; parfois le type varie dans les différents retours de la fièvre, ou pendant la durée de la même manifestation, sans qu'il soit possible d'assigner une cause à ces transformations successives de la maladie.

Il arrive parfois, ainsi que déjà l'avait constaté Giannini, que les douches froides rendent périodiques des accès irréguliers, ou qu'ils ramènent le type primitif de la fièvre; l'application méthodique, *formulée,* du traitement hydrothérapique devient alors plus facile, et augmente singulièrement les chances d'une guérison prompte et radicale.

Les phénomènes qui constituent les accès sont également très-variables: tantôt c'est un accès régulier, violent, ayant ses trois stades très-nettement accusés; tantôt un accès irrégulier, dans lequel le stade de froid manque complétement, ou n'est représenté que par une légère horripilation, par une sensation de froid aux extrémités, le long du rachis, et suivie d'une chaleur ou d'une sueur plus ou moins marquées, celle-ci pouvant être très-abondante, le frisson ayant été presque nul et la chaleur très-peu intense.

Parfois on n'observe ni frisson, ni chaleur, ni sueur, mais seulement une accélération plus ou moins considérable du pouls, accompagnée de mal-

aise général, de céphalalgie, de douleurs névralgiques; plus rarement de diarrhée, de vomissements bilieux; et plus rarement encore de délire,
de mouvements convulsifs (obs. 40), d'hallucinations (obs. 30), d'une hémorrhagie (obs. 29), ou
de tout autre phénomène insolite.

La nature de ces divers phénomènes est souvent
méconnue par les praticiens qui ne s'imposent point
la règle absolue de soumettre à un examen complet
et méthodique TOUS les malades qui viennent réclamer leurs soins; ce n'est, en effet, que par l'histoire des antécédents, par la percussion et la mensuration des organes abdominaux, que le diagnostic peut être établi.

Les observations suivantes viennent à l'appui de
ces assertions, et l'une d'elles montre combien il
importe de ne jamais se départir de la règle dont
nous venons de parler.

Obs. XXXII. — *Fièvre intermittente contractée en Espagne,
alternativement quotidienne et tierce; plusieurs récidives; gastralgie, congestion chronique du foie. Insuccès du sulfate de
quinine, de la médecine Leroy, des pilules de Morrisson, de
l'eau de Vichy, des amers, de l'homœopathie, de l'hydrothérapie
EMPIRIQUE.* —Il n'existe pas d'affection héréditaire dans la famille
de M. R..., lequel n'a éprouvé aucune maladie, aucune indisposition habituelle, jusqu'à l'âge de 22 ans. A cette époque, habitant
une contrée de l'Espagne où règnent des fièvres intermittentes,
il fut atteint d'une fièvre qui, d'abord quotidienne, prit ensuite
le type tierce. Les accès furent, à plusieurs reprises, suspendus
par l'administration du sulfate de quinine, mais ils ne tardaient
pas à reparaître. La santé générale s'altéra; M. R... se décolora,

maigrit; la région de l'estomac devint douloureuse, et les digestions se troublèrent. Au bout de dix-huit mois, le malade essaya de la médecine Leroy, et en prit tous les jours pendant six semaines. Après quinze jours de ce traitement, les accès cessèrent d'avoir lieu et ne se montrèrent plus pendant de longues années. Les forces et l'embonpoint revinrent, les digestions se rétablirent; la santé resta très-bonne pendant huit ans.

En 1842, au milieu de bonnes conditions hygiéniques, sans aucune cause appréciable, M. R... commença à éprouver un peu de pesanteur et de tension épigastriques quand il avait mangé des légumes ou des mets farineux. Dans le cours de cette même année, il contracta de nouveau une fièvre intermittente quotidienne qui fut traitée par l'administration de six pilules de Morrisson, chaque jour, pendant six semaines. Les accès cessèrent au bout de quinze jours; mais ils se reproduisirent encore pendant les années 1843 et 1844, et furent traités de la même manière avec un résultat semblable. D'ailleurs la santé générale resta bonne, et M. R... éprouvait seulement, de temps à autre, à l'épigastre, les sensations pénibles dont j'ai parlé.

En 1845, M. R..., après avoir mangé du porc, éprouva à la région de l'estomac un sentiment de gonflement, accompagné d'une douleur vive qu'il compare à celle d'une crampe, sans renvois, sans nausées, sans vomissements ni diarrhée ; au bout d'un quart d'heure environ, tout était dissipé. Depuis cette époque, les mêmes accidents se reproduisirent chaque fois qu'il mangeait du porc ou des légumes et surtout des haricots. Dès qu'il se fut aperçu du mauvais effet de ces mets, M. R... s'en abstint, et n'éprouva plus de si fortes douleurs ; mais déjà, quoique l'appétit restât bon, les digestions étaient plus pénibles, accompagnées de tuméfaction, de pesanteur et de brûlure épigastriques, pendant plusieurs heures après chaque repas. M. R... négligea ces symptômes jusqu'en 1847. On lui prescrivit alors successivement l'emploi de la bière pendant le repas, des pastilles de Vichy, des amers, puis des boissons émollientes; le tout sans le moindre résultat. A la même époque, M. R... perdit deux personnes de sa famille, et il croit devoir attribuer au chagrin qu'il en éprouva l'aggravation qui se manifesta dans sa maladie : digestions de plus en plus difficiles, estomac souvent très-douloureux, surtout aux changements de température; parfois un peu de diarrhée.

De 1847 à 1854, M. R... ne fit aucun traitement régulier, à moins qu'il ne faille appeler ainsi un traitement homœopathique qu'il suivit pendant trois années sans aucun succès. Pendant cette longue période de temps, les troubles digestifs, la douleur épigastrique surtout, persistèrent et s'aggravèrent; la diarrhée devint de plus en plus fréquente, et enfin presque continuelle à dater de 1851. M. R..., obligé de restreindre graduellement la quantité de nourriture qu'il prenait, ne mangeait que des viandes rôties ou des bouillons, seuls mets qu'il pût supporter, et n'en usait encore qu'avec précaution.

Bientôt survinrent la maigreur, la pâleur, l'affaiblissement général, une modification fâcheuse du moral, et une sensation très-pénible de froid dans le dos, avec impressionnabilité extrême aux vicissitudes atmosphériques ; des bourdonnements d'oreille, auxquels M. R... était sujet depuis 1830, prirent aussi une plus grande intensité.

En septembre 1854, M. R... ; sur le conseil d'une personne étrangère à la médecine, essaya quelques pratiques hydrothérapiques, c'est-à-dire, chaque matin, pendant trois mois, une affusion froide. Se trouvant un peu mieux, à l'approche de l'hiver, il suspendit ce traitement, mais il y revint au retour du printemps, et ajouta aux affusions froides *un bain de siége froid de cinq à six minutes, à midi et le soir.* Quand il sortait de l'eau, *on lui enveloppait à plusieurs reprises le ventre d'un drap mouillé qu'il laissait sécher sur lui.* Ce nouvel essai, qui dura du 1er mars aux premirs jours de juillet, fut loin d'être heureux. Les symptômes gastriques persistèrent, et la diarrhée devint encore plus fréquente ; il y avait chaque jour trois ou quatre selles, précédées de coliques, et composées de matières demi-liquides, jaunes ou vertes, spumeuses, au milieu desquelles se trouvaient souvent des aliments mal digérés.

Au mois de juillet, M. R... se décida à venir à Paris, où il suivit, aux Néothermes , un traitement hydrothérapique plus complet, dont voici les détails :

Premier et deuxième jours, un drap mouillé le matin seulement.

Troisième et quatrième jours, un bain de cercle le matin, puis un bain de siége à eau courante à midi et à quatre heures du soir.

Du 16 juillet au 14 septembre, le matin, une sudation et un bain de cercle ; à midi et le soir, un bain de siége à eau courante.

Au 14 septembre, M. R..., qui a tenu un journal de sa santé et des exercices auxquels il était soumis , avait pris de l'appétit et même un peu d'embonpoint ; toutefois l'état des digestions ne se modifiait pas et la diarrhée persistait avec les mêmes caractères, mais plus fréquente et accompagnée de coliques dont le maximum d'intensité se faisait sentir au niveau de l'ombilic, de gonflement abdominal, de ténesme, etc.

Du 14 septembre au 21 octobre, sudation et bain de cercle le matin ; le soir, douche générale en pluie et *douche mobile sur tout le corps.*

Du 21 octobre au 7 novembre, bain de cercle le matin ; le soir, douche en pluie et *douche mobile générale.*

Du 7 au 25 novembre, douche en pluie matin et soir.

Il s'était produit, un mois auparavant, dans l'état de M. R..., une amélioration notable ; les digestions étaient beaucoup moins pénibles, l'appétit était vif, la diarrhée n'avait plus lieu que tous les deux ou trois jours ; il y avait aussi plus de force, et la sensation de froid des épaules avait presque disparu. Mais l'embonpoint, qui avait semblé vouloir reparaître, ne revenait pas ; l'amélioration éprouvée s'arrêta au commencement du mois de novembre, et, tous les accidents précédents tendant à se reproduire, M. R... vient à Bellevue le 26 novembre 1855.

*État actuel.* M. R... est âgé de 40 ans, petit, grêle, très-maigre ; son teint est pâle, un peu jaunâtre ; les lèvres sont peu colorées, les gencives violacées et comme fongueuses.

Le pouls est filiforme et très-dépressible ; le système veineux cutané peu développé ; les bruits du cœur sont sans impulsion, mais sans timbre anormal ; les dimensions de l'organe ne paraissent ni exagérées ni trop minimes. Les bruits artériels sont normaux. Les extrémités, habituellement froides, se réchauffent facilement par l'exercice.

On ne trouve aucun signe morbide du côté des organes de la respiration.

M. R... a ordinairement l'appétit fort bon, impérieux même, et la faim est pour lui une véritable souffrance, accompagnée d'ailleurs d'un sensation pénible à l'épigastre et de bruits abdominaux. La langue est rose, parfois pâteuse, et le malade y éprouve un sentiment de brûlure ; l'haleine est fétide ; le pharynx et les amygdales ne présentent rien de particulier.

Comme je l'ai dit, l'appétit est vif et ne s'apaise pas facilement ; M. R... peut manger beaucoup à la fois sans aucune répugnance, mais, un quart d'heure environ après le repas, l'épigastre se ballonne ; il survient une grande pesanteur à l'estomac, des renvois gazeux, très-rarement liquides et acides, qui rappellent le goût des aliments ingérés et se produisent pendant plusieurs heures. Au bout d'une heure, surtout après le repas du matin, il se manifeste dans l'abdomen, principalement au niveau du mésogastre, des mouvements intestinaux bruyants, qui ne tardent pas à être accompagnés d'une selle liquide, muqueuse, jaune verdâtre, spumeuse, parfois un peu sanguinolente, contenant des aliments mal digérés, parfois de la viande, mais surtout des légumes. Ordinairement il n'y a qu'une seule selle par jour, parfois il y en a plusieurs ; d'ailleurs plus de coliques ni de ténesme. Néanmoins le ventre, particulièrement au voisinage de l'ombilic, est habituellement endolori, et la pression augmente cet endolorissement ; il est assez fréquemment météorisé, et il y a parfois des borborygmes à divers moments de la journée.

L'examen de l'abdomen et de la région épigastrique ne fait rien constater d'anormal, si ce n'est que le foie dépasse de 9 centimètres le rebord des fausses côtes, et de 6 centimètres la ligne médiane; la palpation n'y détermine pas de douleur, et on n'y découvre pas de bosselures.

Il n'y a pas d'ictère.

La rate, mesurée de haut en bas, à 7 centimètres.

Rien à signaler du côté des organes génito-urinaires.

M. R..., autrefois d'un caractère fort calme, est devenu très-irritable; il est porté à la mélancolie et recherche la solitude. L'intelligence est saine, la mémoire fort bonne; mais le travail intellectuel n'est possible que dans l'état de vacuité de l'estomac, et il devient une source de souffrances, ou même n'est pas possible, dès que la digestion commence à se faire.

Tous les sens sont intacts; cependant M. R... se plaint de bourdonnements d'oreilles, sans que rien d'apparent explique ce symptôme, qui est d'ailleurs antérieur à la maladie actuelle. Il accuse aussi une sensation continuelle de froid dans le dos, qui augmente quand le temps change ou qu'il est mauvais. Il éprouve aussi au niveau de l'épaule gauche une douleur sourde, contusive, qui s'aggrave également sous l'influence des variations de la température atmosphérique.

La sensibilité cutanée et la motilité sont intactes; M. R... se plaint bien d'un sentiment de fatigue et de lassitude générales, mais il n'en fait pas moins d'assez longues promenades.

Le traitement est commencé le 28 novembre. Voici comment il est formulé par M. Fleury :

*Le matin et dans l'après-midi douche générale, tres-courte, en pluie et en jet, suivie d'une douche hépatique.*

7 décembre. Le volume du foie a déjà diminué de 3 centimètres verticalement et de 4 transversalement; les accidents gastriques se sont notablement amendés.

Le 28. Le foie ne dépasse plus la ligne médiane et ne déborde les fausses côtes que de 2 centimètres. L'appétit est régulier; les digestions s'accomplissent facilement, sans douleur, sans malaise épigastrique. Le teint et l'état général s'améliorent. Les troubles intestinaux persistent.

15 janvier. Le foie est complétement rentré dans ses limites

physiologiques ; les fonctions digestives ne laissent rien à désirer ; la sensation de froid, l'impressionabilité extrême aux influences atmosphériques, ont disparu ; M. R... a retrouvé sa gaieté
depuis qu'il est débarrassé des coliques, de la diarrhée, et de la
sensation de lassitude générale.

M. R... quitte Bellevue, complétement guéri, le **11** février, et
retourne en Espagne.

*(Observation recueillie par **M. le D<sup>r</sup> O. Landry**.)*

Obs. XXXIII. — *Fièvre intermittente contractée en Afrique ;
nombreuses récidives ; accès fébriles irréguliers ; congestion du
foie et de la rate, douleurs rhumatismales, gastralgie.* — M. de
F..., capitaine au 38<sup>e</sup> de ligne, actuellement au 1<sup>er</sup> régiment de
grenadiers de la garde, m'a été adressé par M. le D<sup>r</sup> Molinard,
médecin militaire fort distingué, qui lui-même a été guéri complétement, par l'hydrothérapie, d'une névralgie sciatique qui
avait été pour ce médecin la cause de souffrances aussi vives que
prolongées (1).

Le 21 avril 1852, M. de F... venait à Bellevue, où l'on re-
cueillait les renseignements suivants :

Pendant douze années de séjour en Afrique, le capitaine de F...
a été presque constamment attaché à la direction des bureaux
arabes, et soumis à des déplacements continuels. Pendant cette
vie nomade, il a le plus ordinairement dormi sous la tente ou
même sur la terre humide, sans nulle protection contre les intempéries de l'atmosphère.

La fièvre intermittente ne tarda pas à se montrer, et pendant
ce long espace de temps, M. de F... en fut presque toujours atteint. Le sulfate de quinine, administré à haute dose, parvenait
bien à enrayer momentanément les accès ; mais ceux-ci ne tardaient point à se reproduire, malgré l'administration méthodique

(1) L'histoire extrêmement curieuse de ce malade se trouve rapportée à la
page 322 du *Traité d'hydrothérapie*, 2<sup>e</sup> édit., 1856.

du médicament, et bien souvent, disait M. de F..., je fus obligé de me faire hisser à cheval, alors que j'étais en proie au frisson ou à la sueur d'un accès fébrile.

Bientôt des douleurs rhumatismales ambulantes se firent successivement sentir dans toutes les parties du corps, occupant tantôt les masses musculaires, tantôt les articulations, et principalement celles des épaules, des poignets et des genoux. Ces douleurs ne se présentèrent jamais avec les caractères d'un rhumatisme franchement aigu, mais elles furent accompagnées néanmoins de vives souffrances et de gêne dans les mouvements.

Enfin, et pour surcroît de maux, M. de F... éprouva, pendant les deux dernières années de son séjour en Afrique, des accidents qui furent considérés comme se rattachant à l'hépatite, et caractérisés par les phénomènes suivants :

Une vive douleur se manifestait brusquement dans l'hypochondre droit, qui devenait tendu et proéminent; l'appétit se perdait, le teint prenait une teinte ictérique, il survenait des vomissements bilieux et un léger mouvement fébrile. Une ou deux applications de sangsues sur la région hépatique faisaient cesser rapidement les accidents, mais ne prévenaient point leur retour, car ils se reproduisirent un grand nombre de fois, d'abord à des intervalles assez éloignés, puis plus fréquemment, à tel point que deux *accès* eurent enfin lieu dans l'espace de quinze jours. C'est alors que, rentré en France, M. de F... vint réclamer mes soins, à Bellevue, où les données suivantes furent fournies par l'examen du malade.

*État actuel.* Teint pâle, subictérique; facies profondément altéré ; peau sèche, écailleuse; anémie caractérisée par la pâleur des ongles et des membranes muqueuses, des palpitations fréquentes, pénibles, l'éclat métallique du premier bruit du cœur.

Les douleurs rhumatismales sont incessantes, beaucoup plus vives pendant la nuit, et occupent principalement les articulations scapulo-humérales, dont les mouvements sont restreints et très-douloureux.

Il n'existe plus d'accès fébriles intermittents francs, réguliers,

périodiques; mais très-souvent, à des intervalles inégaux, M. de
F... éprouve soit du frisson, soit de la chaleur, soit de la sueur,
soit enfin de véritables accès fébriles, caractérisés par leurs trois
stades; ces accès se montrent de préférence le soir, et ne cessent
que vers le milieu de la nuit, après avoir amené une sueur assez
copieuse pour obliger M. de F... à changer de linge.

Les fonctions digestives s'accomplissent fort mal; l'appétit est
irrégulier, capricieux; la digestion laborieuse, accompagnée de
flatuosités, de tympanite gastro-intestinale, parfois de diarrhée;
la langue ne présente rien de particulier, si ce n'est qu'elle est
décolorée comme les gencives et la muqueuse buccale. M. de F...
a notablement maigri; les forces musculaires ont diminué à tel
point, que c'est à peine si le malade peut faire une courte promenade sans éprouver une fatigue extrême, de la brisure dans
les articulations, de l'essoufflement et des palpitations. Le travail
intellectuel, la simple lecture d'un journal, provoquent de la céphalalgie. Le sommeil est très-mauvais, souvent interrompu par
de l'agitation, des accès fébriles, et par des douleurs articulaires.

L'examen de l'abdomen fournit des signes importants.

Le volume du foie est considérablement augmenté, ainsi que
le prouvent les chiffres suivants :

Diamètre vertical, au niveau du mamelon : 24 centimètres et
demi.

Diamètre horizontal, au delà de la ligne médiane : 10 centim.

La rate est également très-volumineuse : elle a 12 centimètres
de haut en bas, et 9 d'avant en arrière.

Dans cet état de choses, je n'hésitai point à conseiller à M. de
F... de se soumettre à un traitement hydrothérapique, et je ne
craignis point de lui promettre une prompte guérison. Celle-ci
était complète au bout de six semaines, et les effets de la médication avaient été conformes à mes prévisions. Huit jours avaient
suffi pour faire cesser, sans retour, les phénomènes fébriles, les
accès irréguliers, tous les reliquats, en un mot, de l'intoxication paludéenne; les douleurs rhumatismales disparurent à leur

tour au bout d'un mois environ, et, le sommeil n'étant plus interrompu par elles, les nuits devinrent calmes et réparatrices. Enfin,
sous l'influence de l'action exercée par le traitement sur le foie et
la rate, les fonctions digestives se rétablirent graduellement, et
avec elles les forces musculaires, la coloration et les fonctions de
la peau, l'embonpoint, le bien-être général, l'intégrité des fonctions intellectuelles et morales. Bientôt il ne resta plus aucune
trace d'anémie, et, le 15 juin, M. de F... quittait Bellevue dans
un état de santé parfait, qui ne s'est point démenti un instant
jusqu'à ce jour.

Il est bien entendu que le foie et la rate avaient été complètement et définitivement ramenés à leurs limites physiologiques,
après avoir passé par les alternatives d'augmentation et de diminution qui ont été indiquées ; mais ici une circonstance fort
remarquable s'est présentée.

Le 12 mai, M. de F... m'abordait, à sept heures du matin, en
m'annonçant, avec une sorte de désespoir, qu'il allait être en
proie à un *nouvel accès d'hépatite ;* que déjà il en éprouvait les
premiers symptômes, et qu'il fallait se hâter d'avoir recours aux
émissions de sang locales. On constata, en effet, une teinte ictérique générale assez prononcée, un enduit épais et jaunâtre de la
langue, des nausées, une douleur très-vive dans l'hypochondre
droit, devenu tout à coup tendu et proéminent. Le foie, qui la
veille présentait un volume indiqué par les chiffres suivants :

Verticalement, au niveau du mamelon.....  17 centimètres.
Horizontalement, au delà de la ligne mé-
   diane. . . . . . . . . . . . . . . . . . . . . . .  6    —

avait considérablement augmenté, et présentait maintenant :

Verticalement. . . . . . . . . . . . . . . . . .  27 centimètres.
Horizontalement . . . . . . . . . . . . . . . .  13    —

Je rassurai de mon mieux M. de F... et j'eus beaucoup de peine
à lui faire admettre que la douche remplacerait avec avantage
les sangsues. «Une expérience souvent répétée, disait le malade,

m'a démontré l'absolüe nécessité des saignées locales, et, si vous les repoussez, des accidents graves se développeront très-certainement. »

Vaincu par mes instances, M. de F... consentit enfin à se placer sous la douche, et l'effet de celle-ci fut immédiat : le foie diminua, séance tenante, de 8 centimètres verticalement et de 6 horizontalement.

Deux autres douches, administrées le même jour, l'une à deux heures de l'après-midi, l'autre à six heures du soir, et trois douches prises le lendemain, firent complétement justice des accidents, au grand étonnement du malade, qui se refusait à comprendre comment des douches d'eau froide peuvent produire le même effet que des sangsues.

Obs. XXXIV. — *Fièvre intermittente tierce; dix mois de durée; congestion chronique de la rate, du foie et du cœur.* —M. L... est âgé de 33 ans, d'une taille élevée, d'une constitution grêle, d'un tempérament lymphatique très-prononcé, d'une santé délicate; il a eu pendant son enfance la coqueluche, la rougeole, la scarlatine, des bronchites fréquentes, et un *attaque de croup*; mais, depuis l'âge de 15 ans jusqu'à celui de 29, il n'a pas fait de maladie sérieuse.

En 1850, M. L... contracta, dans le département de la Charente-Inférieure, une fièvre intermittente tierce, qu'il conserva pendant quatre mois, malgré l'administration du sulfate de quinine à doses très-élevées. Un voyage suspendit la marche périodique des accès; mais, pendant six mois encore, et en l'absence de tout traitement, des manifestations fébriles eurent lieu d'une façon irrégulière, à des intervalles plus ou moins rapprochés, et sans cause déterminante appréciable.

Depuis cette époque, les accès de fièvre disparurent sans retour, et M. L... ne ressentit plus qu'un état de faiblesse générale, accompagné de quelques accidents gastralgiques. Vers la fin de 1851, M. L... s'aperçut, pour la première fois, que la marche

ou un exercice musculaire quelconque provoquait de l'essoufflement et des palpitations, et il n'accorda d'abord à ces phénomènes qu'une médiocre attention; mais bientôt les palpitations
devinrent très-fréquentes, incommodes, et se montrèrent spontanément ou sous l'influence du plus léger mouvement, de la
moindre émotion morale, de la réplétion de l'estomac par les aliments, etc. Plusieurs médecins furent consultés; la digitale en
poudre et en teinture, le sirop de Labélonye, le sirop de pointes
d'asperges, l'éther, les opiacés, les antispasmodiques, administrés pendant près d'une année, n'amenèrent aucun soulagement.

En mars 1852, les symptômes dyspeptiques et les accidents
du côté du cœur suivant une marche croissante, la faiblesse générale augmentant également, M. L... vint à Paris, et s'adressa à
l'une de nos sommités médicales le plus en renom. Voici la *consultation* qu'il en obtint :

« *Hypertrophie du cœur.* On appliquera sur la région précordiale, au moyen de la pommade caustique de Vienne, une série
de cautères volants.

« Régime sévère; manger très-peu et principalement du laitage
et des légumes; viandes blanches; s'abstenir de vin, de café,
de thé, de viandes noires, de ragoûts, d'épices, de toutes les substances excitantes, sous quelque forme que cela soit.

« On pratiquera tous les deux mois une petite saignée révulsive.

« Monsieur prendra, matin et soir, d'abord 1, puis 2, et enfin
3 milligrammes de digitaline.

« Monsieur gardera le repos autant que possible; il évitera les
mouvements, les exercices, les émotions capables d'accélérer la
circulation et la respiration.

« Signé ... »

Ce traitement fut scrupuleusement suivi pendant quinze mois;
mais treize cautères, une diète poussée à l'excès, sept saignées
(sept saignées pratiquées à un anémique ! ! !), et plusieurs flacons
de granules de digitaline, n'eurent d'autre effet que d'aggraver

singulièrement la maladie, et de plonger M. L... dans un état très-alarmant de faiblesse et d'amaigrissement. Toute médication fut suspendue.

En septembre 1853, M. L... m'écrivit pour me demander si l'hydrothérapie pourrait sinon le guérir, du moins le soulager. «Je suis, disait-il, atteint d'*un anévrysme du cœur,* et je connais le sort qui m'est réservé; mais je voudrais ou abréger ou diminuer les souffrances que j'endure, et qui me rendent la vie insupportable. »

L'expérience m'ayant appris à me défier des *anévrysmes du cœur,* et des tentatives encouragées par M. Bouillaud m'ayant démontré d'ailleurs que l'hydrothérapie, prudemment et rationnellement appliquée, peut rendre d'importants services aux sujets atteints des plus graves lésions du cœur et de l'aorte, j'engageai M. L... à venir à Bellevue; il s'y installa le 17 septembre.

*État actuel.* Émaciation extrême; le malade, dont la taille est de 1 mètre 753 millimètres, ne pèse que 42 kilogrammes. Rien dans le facies n'indique une maladie du cœur; il n'existe pas d'œdème; les muqueuses sont pâles; la peau est sèche, rugueuse; le teint est terreux; anémie profonde, bruits caractéristiques dans les vaisseaux du cou.

L'inspection, la palpation, et l'auscultation de la région précordiale, donnent les résultats suivants : pas de voussure, impulsion faible, pas de frémissement vibratoire; après un nombre plus ou moins considérable (6 à 20) de battements parfaitement réguliers et normaux, il se produit une *angoisse* très-pénible, provoquée tantôt par une intermittence de 2 à 3 battements, tantôt par 3 ou 4 battements tumultueux, irréguliers, précipités. Ces accidents sont rendus plus fréquents et plus intenses par la marche, le mouvement, la réplétion de l'estomac, la moindre émotion morale, l'*air confiné,* la *chaleur.* M. L... a été obligé de renoncer complétement au monde, en raison de l'impossibilité où il se trouve de séjourner plus de quelques minutes dans une chambre close et chauffée, dans un salon occupé par plusieurs personnes, dans un lieu de réunion quelconque, etc. M. L... ne fait jamais de feu chez lui, et tient presque toujours ses fenêtres ouvertes, même pendant la nuit; mais il se couvre d'épais vêtements, sa *sensibilité cutanée* au froid et à l'humidité étant extrême. Les battements du cœur ne sont accompagnés d'aucun bruit anormal; pas de cliquetis métallique.

La pointe du cœur bat dans le sixième espace intercostal; l'organe a conservé sa forme et sa direction normales; son diamètre vertical est de **108** millimètres.

Rien du côté des poumons ni des reins. Les urines sont peu abondantes, tantôt claires, tantôt foncées et laissant déposer un sédiment d'acide urique; elles ne contiennent ni albumine ni sucre.

Les accidents dyspeptiques sont très-intenses (pesanteur et distension épigastriques après les repas, flatuosités, constipation, etc.), mais il n'y a pas de vomissements. Aucune lésion appréciable du côté de l'estomac; mais le foie, dont la limite supérieure n'est point déplacée, dépasse le rebord costal de 9 centim., et la ligne médiane de 6; le diamètre vertical de la rate est de 13 centimètres et demi.

Sommeil agité et de courte durée; impossibilité absolue de se livrer au moindre travail intellectuel et même à la lecture d'un journal; absence complète, depuis dix-huit mois, de désirs vénériens et d'érection; pas de pertes séminales involontaires.

J'annonçai au malade *qu'il n'avait point un* ANÉVRYSME DU CŒUR, *et qu'il serait* GUÉRI *dans trois mois;* mais cette déclaration, loin de lui causer une agréable surprise, lui inspira une telle défiance de moi et de l'hydrothérapie, qu'il fut sur le point de quitter Bellevue le soir même.

M. L... ne prit congé de nous que le **17** janvier 1854; mais, à cette époque, il pesait **68** kilogrammes. Le foie, la rate, et le cœur, étaient rentrés dans leurs limites physiologiques; tous les troubles fonctionnels avaient disparu, la santé était parfaite.

Ne doit-on pas admettre ici que la triple congestion hépatique, splénique et cardiaque, s'est développée sous l'influence de la même cause : l'anémie, la cachexie, produites par l'intoxication paludéenne, et aussi peut-être par l'administration longtemps prolongée du sulfate de quinine ; or, l'hydrothérapie constituant, à l'encontre de cette cause, une médication héroïque, l'on voit les troubles organiques et fonctionnels disparaître graduellement, et le malade arriver à une guérison complète.

Obs. XXXV. — *Fièvre tierce; deux récidives; insuccès du sulfate de quinine.* — M. Fouquet, âgé de 44 ans, notaire à Chevilly (Loiret), d'un tempérament nerveux et d'une constitution délicate, n'a éprouvé aucune maladie jusqu'à l'âge de 29 ans. Il a d'ailleurs toujours mené une vie très-régulière, ne buvant que de l'eau rougie et n'ayant jamais fait d'excès d'aucune sorte. Une particularité bizarre de son organisation, et que M. F... dit tenir de son père, c'est l'absence complète d'appétit : jamais, affirme-t-il, il n'a éprouvé la sensation de la faim ; cependant il trouve du plaisir à manger, et ses digestions sont habituellement bonnes.

A 29 ans, M. F... a eu la variole ; à 30 ans, il a acheté une étude de notaire et s'est marié. A dater de cette époque, il resta, pendant deux années, continuellement souffrant de maladies que les médecins appelèrent *fièvres muqueuses, fièvres intermittentes,* et qu'ils traitèrent par le sulfate de quinine et plusieurs autres médicaments. La convalescence fut longue et les forces ne se relevèrent que lentement, malgré l'usage longtemps continué des toniques et spécialement du vin de quinquina.

En 1844, M. F... fut atteint d'une névralgie crurale du côté gauche qui n'a pas cessé de le faire souffrir depuis cette époque, et dont nous reparlerons tout à l'heure. En 1849, cholérine qui s'est prolongée pendant dix jours et a beaucoup fatigué le malade.

Au mois de mars 1857, M. F... est obligé de sortir pour affaires et de marcher par un temps très-chaud; il reste exposé, pendant toute une journée, à l'action très-intense des rayons solaires; le lendemain il éprouve, en se levant, du malaise, de la pesanteur de tête, un peu de courbature, moins de facilité et d'ardeur pour le travail. Ces symptômes persistèrent pendant huit jours sans aggravation sensible, et M. F... ne les éprouvait d'ailleurs que de deux jours l'un. Au bout de ce temps, un matin, vers dix heures, M. F... se sent pris, tout à coup, de fièvre avec frisson, malaise, céphalalgie violente, dégoût des aliments; au frisson, succède la chaleur, et l'accès se termine, vers six heures du soir, par une sueur abondante. M. le D$^r$ Gassot, appelé le jour même, ordonne une infusion légère de tilleul pour boisson, et, pour le lendemain, une potion au sulfate de quinine. La fièvre ne reparaît plus.

Au mois de juin, après quelques jours de malaise, M. F... éprouve un nouvel accès de fièvre en tout semblable au précédent. Le sulfate de quinine fait de nouveau justice de la fièvre.

Vers la fin de juillet, M. F... accompagne à Bellevue sa femme, à laquelle un traitement hydrothérapique a été prescrit, et il consulte lui-même M. Fleury pour la névralgie dont il souffre depuis dix ans.

La douleur est continue, mais elle subit de fréquentes exacerbations sous l'influence des variations atmosphériques, de la fatigue, d'une émotion morale, ou même en l'absence de toute cause déterminante appréciable; elle occupe toute la partie antérieure du membre pelvien gauche, et présente son summum d'intensité à la partie supérieure et interne de la cuisse et au genou; elle se fait également sentir au scrotum, dans la région hypogastrique et vers la hanche.

La distribution des douleurs indique que M. F... est atteint d'une névralgie crurale et lombo-abdominale, et la pression atteste l'existence de foyers douloureux dans les points iliaque, scrotal, inguinal, rotuliens, tibial et malléolaire. La marche et les mouvements sont difficiles, pénibles, douloureux ; le membre gauche est notablement plus faible que le droit.

M. F... est soumis à un traitement hydrothérapique. *Douches biquotidiennes , générales et locales, en pluie et en jet ; sudations en étuve sèche suivies de douches.*

Le 4 août, M. F... éprouve déjà une si grande amélioration qu'il se livre à un excès de marche et fait, par une chaleur tropicale, une promenade de quatre heures dans le bois de Meudon.

Le 5, à huit heures du matin, un violent accès de fièvre éclate tout à coup, et dure jusqu'à cinq heures du soir. M. Fleury est appelé ; il apprend, pour la première fois, que déjà, à plusieurs reprises, M. F... a eu des accès de fièvre, et il constate que le diamètre vertical de la rate est de 15 centimètres. Le volume du foie n'est pas augmenté.

Le 6. Le malade ne ressent plus qu'une légère courbature générale ; le *traitement n'est point modifié.*

Le 7. Accès à huit heures du matin. M. Fleury recommande de ne pas surcharger le malade de couvertures pendant la période de réaction, ainsi qu'on l'a fait jusqu'à présent , et de lui donner à boire, à sa soif, de l'eau fraîche. Grâce à ces soins, la réaction est moins violente et la sueur moins copieuse.

Le 8, même traitement.

Le 9. Accès à huit heures du matin, beaucoup plus violent que les précédents ; la période algide est très-longue, le frisson violent ; le malade a plusieurs vomissements bilieux , et trois ou quatre fois, il a été près de se trouver mal.

Le 10. M. F... est très-fatigué et très-affaibli ; le facies est altéré. — Même traitement.

Le 11. M. F... est soumis au *traitement formulé,* c'est-à-dire qu'une demi-heure avant l'invasion de l'accès, il reçoit une douche générale et une douche splénique. M. Fleury lui annonce qu'il n'aura plus d'accès, ou que, s'il en éprouve encore deux ou trois, ceux-ci seront de moins en moins violents et de plus en plus courts. L'accès éclate à neuf heures ; il est par conséquent retardé d'une heure; le frisson est moins intense et plus court.

Le 12, le malade se sent bien, et mange comme d'habitude.

Le 13. L'accès est peu violent; il commence à dix heures et se termine à trois heures.

Le 15. De dix heures à une heure, M. F... éprouve du malaise et une légère céphalalgie, avec une légère accélération du pouls.

Le 24. Depuis le 15, la fièvre n'a pas reparu; le diamètre de la rate est de 8 centimètres; la santé est excellente, et M. F..., impérieusement rappelé par ses affaires à Chevilly, quitte Bellevue, guéri de sa fièvre et complétement débarrassé de sa névralgie.

Le 15 octobre. M. F... est venu à Bellevue passer quelques jours avec sa femme; il nous annonce que la fièvre n'a pas reparu, qu'il a chassé plusieurs fois sans fatigue, sans douleur; qu'il ne s'est jamais si bien porté, qu'il prend son repas avec *appétit,* c'est-à-dire à la sollicitation d'une sensation qu'il n'avait jamais connue auparavant, *la faim,* et qu'il mange le double de ce qu'il mangeait avant le traitement.

(*Observation recueillie par M. le D$^r$ Tartivel.*)


Chez M. Fouquet, l'apparition et les retours successifs de la fièvre ont toujours eu lieu *après des excès de marche, faits par un temps chaud, sous l'action directe des rayons solaires.* Aucune autre cause pyrétogénétique ne peut être constatée, et l'intervention de tout agent paludéen fait ici complétement défaut. Cette circonstance, qui se reproduira dans l'observation qui va suivre, est digne d'être notée, et doit être rapprochée des observations de M. le D$^r$ Chapuis, touchant l'effet de la chaleur atmosphérique sur le développement de la fièvre jaune.

Au point de vue de la *médication hydrothérapique* antipériodique, cette observation est extrêmement rcmarquablc, et elle démontre, une fois de plus, que la *formule* que j'ai donnée est la condition *sine qua non* de l'efficacité des douches froides.

En effet, le traitement hydrothérapique opposé à la névralgie ne prévient pas la manifestation fébrile ; pendant six jours, celle-ci ayant eu lieu, il n'empêche pas le retour régulier des accès, qui vont en augmentant de violence. A ce moment, la médication *formulée* est appliquée, et, *dès la première douche*, l'accès fébrile est retardé et heureusement modifié dans sa durée et son intensité ; deux accès, de plus en plus légers, éclatent encore, et la fièvre est définitivement coupée. La médication révulsive et résolutive ramène, au bout de quelques jours, le volume de la rate à ses limites physiologiques, et dès lors la guérison est complète. Cette nécessité de la *formule* est également mise en lumière par l'observation suivante.

La manifestation fébrile a été ici, pour moi, complétement imprévue. M. F... ne m'avait point parlé de ses antécédents fébriles, il n'accusait qu'une névralgie crurale... *et je ne m'étais point enquis du volume de la rate.* — La leçon ne sera pas perdue pour moi, et elle sera un enseignement pour mes confrères.

Obs. XXXVI. — *Fièvre tierce d'abord, quotidienne ensuite ; cinq accès ; guérison après la 3ᵉ douche.*— Ferdinand Cormon, fils de l'un de nos auteurs dramatiques les plus aimés du public, est âgé de 11 ans, d'une constitution très-grêle, d'un tempérament éminemment nerveux. Cet enfant suit, depuis trois ans, un traitement hydrothérapique, hygiénique et prophylactique, auquel il doit probablement d'être encore en vie. Très-arriéré jusqu'à présent dans sa croissance, il a beaucoup grandi depuis six mois, et ce développement rapide a amené de l'amaigrissement et de la faiblesse.

Le 2 septembre 1857, je suis appelé pour Ferdinand, et son père me donne les renseignements suivants :

«Depuis quinze jours, l'enfant se plaignait souvent d'avoir mal à la tête, d'être fatigué ; quoique très-bon marcheur, il refusait de se promener ; son appétit diminuait, il avait presque toujours soif, et son pouls était souvent très-élevé.

«Le 27 août, A huit heures du soir, après une promenade de quelques minutes, il demande à rentrer, donnant pour prétexte un grand mal de tête et un *froid dans tout le corps*. La figure devient rouge, la tête brûlante, la peau sèche, le pouls excessivement élevé. Dans la journée, un saignement par le nez avait eu lieu ; fièvre toute la nuit.

«Le 28. Au matin, la fièvre a disparu ; la journée est bonne ; l'enfant travaille, se promène, va à Versailles, et rentre le soir sans s'être plaint une seule fois.

«Le 29, quelques atteintes de mal de tête ; à huit heures du soir, nouvel accès en tout semblable à celui du 27.

«Le 30. Au réveil, la fièvre dure encore, mais elle est beaucoup moins forte ; appétit nul. Le malade n'est pas allé à la garde-robe depuis trois jours. Toute la journée est mauvaise : le pouls est élevé ; la peau sèche, chaude ; la tête très-douloureuse. A six heures du soir, je compte 136 pulsations ; puis l'accès semble vouloir s'éloigner ; mais, à neuf heures, il est revenu. La nuit est mauvaise, très-agitée.

«Le 31. Au matin, mieux sensible ; le malade prend 10 grammes d'huile de ricin, qui amènent quatre selles, dont une assez abondante. Grand sentiment de fatigue, mal de tête, pouls vif ; mais il n'y a pas d'accès.

«Le 1er septembre. La matinée est assez bonne ; mais, à une heure et demie, tous les symptômes fâcheux reparaissent, et l'en-

fant est forcé de se mettre au lit. L'accès dure jusqu'à cinq heures ;
il est accompagné d'une violente céphalalgie et d'une grande gêne
de la respiration. Le malade a faim vers six heures ; il mange un
peu, et se trouve mieux pendant une heure ; puis survient une
grande agitation, l'accès recommence et dure toute la nuit. »

Je vois l'enfant le 2, au matin ; il a le pouls fréquent. Les renseignements précédents me démontrent que l'intermittence joue
un grand rôle dans les accidents survenus depuis le 27 août ;
mais le type n'est pas nettement dessiné : est-il tierce ou quotidien ? La fièvre pourrait bien être rémittente ?

Dans cette situation, et malgré la gravité des phénomènes morbides, je me décide à ne pas intervenir encore, dans l'espoir
que toute incertitude sera dissipée par la marche des symptômes
dans la journée. M^me Cormon se charge de tenir le journal de la
maladie.

« L'accès revient, comme la veille, à une heure et demie ; il est
plus violent, la céphalalgie et la dyspnée sont plus intenses ; le
malade, plus accablé, ne veut prendre aucune nourriture. A
huit heures du soir, la fièvre continue ; pendant la nuit, vers une
heure du matin, saignement très-abondant par le nez ; grande
souffrance à la tête. Quelques compresses d'eau froide soulagent
le malade, et il s'endort.

« Le 3, au matin. L'accès est terminé ; le mal de tête a presque
entièrement disparu, le pouls n'est pas à 95 ; la peau est meilleure ;
le malade, comme la veille, se croit guéri et demande à se lever ;
un lavement produit une bonne selle ; point de rougeur à la face,
la peau est bonne ; le malade déclare qu'il a faim, et demande
son déjeuner. »

Je vois l'enfant à dix heures. Mes prévisions se sont accom-
plies : l'intermittence est nettement caractérisée ; les accès sont
quotidiens.

Je m'enquiers du volume de la rate, et je constate que le diamètre splénique est de 9 centimètres ; le foie ne dépasse point ses
limites physiologiqu es

Le petit malade prendra, à une heure, *une douche générale et une douche splénique.*

« A une heure, Fernand prend sa douche avec le plus grand plaisir, et revient sans fatigue après une réaction facile.

« A deux heures trois quarts, un petit frisson, mais sans mal de tête.

« A trois heures un quart, le mal de tête se fait sentir un peu, et le pouls s'élève à **110** ; pas d'accablement, point de rougeur de la face.

« A trois heures et demie, les yeux se prennent un peu, la chaleur est plus grande ; mais l'enfant joue avec ses soldats.

« A huit heures, la fièvre augmente encore ; la figure devient rouge ; les mains sont chaudes et moites ; un peu d'agitation.

« A huit heures et demie, l'agitation se calme, le pouls est redescendu à **95**, et l'enfant s'endort. »

Le 4 septembre. L'accès a donc été retardé de plus d'une heure ; il a été beaucoup moins violent et beaucoup plus court. L'exacerbation du soir doit probablement être attribuée à l'alimentation ; la nuit a d'ailleurs été fort bonne. *Douche à deux heures.*

« A deux heures un quart. La douche a été prise avec plaisir, mais la réaction a été plus difficile que la veille.

« A trois heures, un peu de fatigue ; le pouls marque **92** ; léger mal de tête.

« A trois heures et demie, le mal de tête augmente, mais point de fièvre ; l'enfant se plaint de douleur à l'épaule, et tousse plusieurs fois.

« A cinq heures et demie, point de fièvre, grand appétit.

« A sept heures et demie, après le repas, un peu d'agitation et de chaleur ; le pouls est plus vif.

« A neuf heures, le calme revient ; nuit excellente. »

Le 5 septembre. L'accès a donc encore été retardé de près d'une heure, et n'a plus été caractérisé que par un peu de céphalalgie et de malaise. *Douche à deux heures et demie.*

Le 6. L'enfant n'a pas éprouvé le plus léger accident, il a joué avec entrain toute la journée et s'est proclamé guéri.

Le 8. Le rate a 5 centimètres ½. La santé est excellente ; l'enfant va reprendre le traitement hydrothérapique ordinaire (*douches biquotidiennes, à huit heures du matin et à quatre heures de l'après-midi*).

Le 15 octobre. La fièvre n'a pas reparu, et l'enfant se porte on ne peut mieux.

Des excès de gymnastique et de course faits au soleil, pendant des journées très-chaudes, sont, ici encore, la seule cause *probable* des accidents fébriles intermittents et de l'intumescence de la rate ; ces lésions fonctionnelles et organiques se développent chez l'enfant pendant qu'il est soumis à l'usage biquotidien de douches froides générales. La nature de la maladie étant reconnue, on modifie le traitement, et, sous l'influence de douches générales et spléniques *formulées*, les accès fébriles s'arrêtent dès la troisième douche ; quelques jours après, la rate est rentrée dans ses limites normales, et dès lors la guérison est complète.

La thérapeutique médicale possède-t-elle beaucoup d'agents dont les effets soient aussi réguliers, aussi constants, aussi efficaces ?

Existe-t-il beaucoup de médications qui soient aussi complètes, aussi physiologiques, aussi rationnelles ?

N'en déplaise à M. Frémy, les observations qui précèdent mettent en lumière de la manière la plus péremptoire :

1° L'action antipériodique, fébrifuge, des douches froides formulées;

2° L'action résolutive des douches froides générales, spléniques et hépatiques.

Le fait suivant, qui se rattache à la cachexie la plus grave que j'aie jamais rencontrée, mettra en évidence :

3° L'action reconstitutive des douches froides générales;

Et, par cette triple démonstration, se trouvera expliquée la constante efficacité de la *médication hydrothérapique* ANTIPALUDÉENNE.

OBS. XXXVII. — *Fièvre intermittente contractée dans le département du Loiret; type alternativement quotidien, tierce et quarte; augmentation considérable du volume de la rate et du foie; cachexie extrême; infiltration des membres inférieurs, pourpre hémorrhagique, ulcères atoniques. Mort imminente. Insuccès du sulfate de quinine, de l'apiol, de l'homœopathie.* — M. le baron de Jomini est âgé de 46 ans ; quoiqu'il tienne de sa naissance une constitution assez délicate, il a toujours joui d'une bonne santé, ce que M. de J..... attribue à l'extrême réserve avec laquelle il a usé de la vie. D'une grande modération en tout, il ne s'est jamais livré à aucun excès, même pendant sa carrière militaire.

De 1824 à 1852, c'est-à-dire durant vingt-huit ans, il a habité la Russie, dans les armées de laquelle il a servi huit ans avec le titre de major, grade qui correspond à celui de lieutenant-colonel en France; pendant tout ce temps, il a mené une vie très-sobre, ne prenant ni café ni boissons alcooliques, sauf parfois quelques cuillerées de kirsch-wasser dans un verre d'eau. «Aussi, ajoute M. de J....., je n'ai jamais été malade, et à part des hémorrhoïdes, quelques maux de tête, quelques accès de toux nerveuse et d'oppression, ma santé a toujours été aussi bonne que possible. » .

M. de J..... habitait une terre qu'il possède dans le département du Loiret, à cinq lieues de la petite ville de Gien, lorsqu'il fut pris des premiers symptômes de sa maladie actuelle. C'était vers la fin du mois d'août 1856; le printemps de cette année avait été, comme on sait, tristement marqué par des inondations formidables; la Loire avait transformé en étangs une grande superficie du territoire riverain; les chaleurs d'un été torride, en desséchant ces immenses flaques d'eau, en dégagèrent des miasmes dont l'influence délétère se fit sentir au loin, et fit naître, au sein des populations environnantes, une véritable endémo-épidémie de fièvres intermittentes présentant une gravité insolite.

M. de J..... revenait de Gien, où il s'était rendu à pied pour ses affaires, lorsqu'il fut pris en chemin de malaise, avec sensation de froid dans le dos et les membres, éblouissements, vertiges, etc.; il eut toutes les peines du monde à regagner sa demeure; arrivé chez lui, il est obligé de se mettre au lit, et bientôt au frisson succèdent la chaleur et la sueur. Le lendemain, le surlendemain et les jours suivants, pendant quinze jours environ, les mêmes accidents se reproduisirent, en prenant de jour en jour plus d'intensité.

Dès les premiers jours, M. le Dr Devade, de Gien, appelé auprès du malade, prescrit le sulfate de quinine. Ce médicament ne produit, au dire du malade, que de la fatigue et un redoublement de la fièvre; aussi est-il abandonné dès le troisième jour.

Au bout de quinze jours, la fièvre cesse d'être quotidienne et devient tierce; on administre un vomitif, à la suite duquel les accès restent suspendus pendant dix à quinze jours. Au bout de ce temps, la fièvre reparaît, d'abord avec le type quotidien, puis avec le type tierce; elle éprouve ensuite une nouvelle suspension de dix à quinze jours, pour recommencer et subir, dans le même ordre, la même série de modifications.

Telle a été, au dire du malade, la marche singulière suivie par les accès jusqu'à son entrée dans l'Établissement hydrothérapique de Bellevue. Les accès d'ailleurs étaient devenus de plus en plus violents et prolongés, ne laissant guère au malade, lorsqu'ils étaient quotidiens, que trois ou quatre heures de répit. Le stade de froid avait ordinairement trois ou quatre heures de durée; jamais il n'a duré moins d'une heure et demie. Le frisson s'accompagnait toujours de tremblement dans les membres et de claquement des dents; la sueur était variable : tantôt légère, tantôt abondante. Dans les premiers temps de la maladie, l'accès était précédé par le phénomène suivant : M. de J....., naturellement taciturne, devenait très-loquace, de manière à étourdir et à étonner les personnes qui vivaient habituellement auprès de lui; c'était à ce signe que l'on reconnaissait la manifestation prochaine de l'accès.

Au mois d'octobre, M. de J....., ne voyant aucun terme à sa maladie, très-confiant d'ailleurs dans la médecine hahnemanienne, consulte un homœopathe célèbre de Paris, M. Cabarrus, lequel formule un traitement infinitésimal; mais les globules, pris religieusement pendant un mois, ne répondent pas à l'attente du malheureux fébricitant.

Cependant les fonctions digestives se sont rapidement et profondément altérées : l'appétit est nul ou presque nul; dans les premiers temps, M. de J..... ne peut digérer que quelques cuillerées de bouillon froid; plus tard, il essaye de prendre un peu d'aliments solides; mais viandes et légumes sont mal supportés, déterminent de la gêne, de la pesanteur, de la chaleur épigastriques; la digestion est très-lente et très-laborieuse; pas de vomissements. En peu de temps, le malade a beaucoup maigri, il est devenu faible au point d'être obligé de réclamer l'appui de quelqu'un pour faire quelques pas dans sa chambre; il est très-frileux et se couvre de flanelle de la tête aux pieds; constipation opiniâtre.

Sur ces entrefaites, arrive à M. de J..... un accident qui vient encore aggraver son état, et qu'il raconte de la manière suivante :

«Une nuit, je me soulève pour allumer une bougie; tout à coup je me sens une grande faiblesse, le chandelier que je tenais à la main m'échappe, je retombe sur mon lit sans connaissance. Je reste dans cet état toute la nuit, toute la journée du lendemain, et une bonne partie de la nuit suivante : les yeux fermés, sans mouvement, sans sentiment, à tel point que les personnes qui m'entourent, très-effrayées, croient que je vais mourir. Au sortir de cette espèce de léthargie, on constate chez moi l'apparition de plusieurs plaies, l'une à la partie inférieure de la colonne verté- brale, deux au niveau des hanches, la dernière sous le talon du pied droit.»

Vers la fin de décembre 1856, M. de J....., revenu à Paris, au sein de sa famille, consulte de nouveau M. Cabarrus, qui, abandonnant cette fois les errements hahnnemaniens, prescrit l'a- piol et des paquets de poudre de fer et de gentiane. Sous l'influence de cette médication, les accès fébriles sont suspendus, les fonc- tions digestives se raniment, l'appétit devient plus vif, les forces se relèvent; mais cette amélioration ne dure pas longtemps : au bout de quinze jours, les accès éclatent de nouveau avec plus de violence que jamais, l'appétit et les forces diminuent avec ra- pidité. M. de J....., devenu bientôt profondément anémique et portant sur sa physionomie tous les signes d'une cachexie palu- déenne arrivée à sa dernière période, semble n'avoir plus que quelques jours à vivre. M. le D$^r$ Chanet, appelé alors auprès du malade, lui déclare avec une honorable loyauté que «sa maladie est trop avancée pour que l'homœopathie puisse en triompher, et qu'il n'y a plus de chance de salut que dans un traitement hydro- thérapique»; en conséquence il engage M. de J..... à aller à Bellevue, se mettre entre les mains de M. Fleury.

*(Observation recueillie par M. le D$^r$ Tartivel.)*


Le 18 février 1857, je me rendis aux Néothermes avec M$^{me}$ la baronne de Jomini mère, à l'effet de décider si le malade était transportable, si l'hydro-

thérapie était indiquée, et si elle pourrait être supportée.

L'aspect du patient amena tout d'abord une réponse négative sur mes lèvres : je crus avoir un
agonisant sous les yeux. Je me contins cependant,
et je procédai à l'examen, moins pour rechercher
la cause d'une mort qui me paraissait devoir être
prochaine et inévitable, que pour me donner le temps
de préparer le malade et sa mère à mon refus d'intervention.

Je constatai avec surprise que l'état si grave dans
lequel était plongé le malade n'était que l'effet
d'une cachexie paludéenne portée à son summum
d'intensité, et dès lors mes dispositions se modifièrent. « L'hydrothérapie est parfaitement indiquée,
dis-je à M^me de Jomini, et je me charge de la faire
supporter. J'oserais presque promettre la guérison,
si le malade était à Bellevue ; mais pourra-t-il y être
transporté ? J'en doute. »

Le 21 février, M. de Jomini était apporté à Bellevue, et y excitait la commisération, mais aussi
l'effroi, des malades de l'Établissement.

*État actuel.* État cachectique des plus graves ; facies profondément altéré, yeux caves et éteints, nez effilé, lèvres pendantes,
peau sèche et terreuse, muqueuses entièrement décolorées, ongles bleuâtres. L'amaigrissement est extrême, et le malade est
trop faible pour pouvoir être pesé.

C'est à peine si, pendant les moments d'apyrexie, M. de J.....
peut passer quelques heures assis dans un fauteuil, et alors, malgré la température excessivement élevée de sa chambre (22° cen-

tigr.), il se couvre de flanelle, de vêtements chauds, de manteaux
doublés de fourrures, de bonnets fourrés, des vêtements dont il
se servait en Russie pendant les froids les plus rigoureux de l'hiver.
Ce n'est qu'en s'appuyant sur un meuble ou sur deux bras que le
malade peut rester debout pendant une minute ; la marche est
entièrement impossible en raison de la faiblesse générale et
d'une plaie qui sera décrite tout à l'heure, et qui occupe toute
l'étendue du talon droit.

Les membres inférieurs présentent une infiltration séreuse considérable ; il n'existe pas d'épanchement appréciable dans le pé-
ritoine ; les urines ne contiennent ni albumine ni glycose. Les
battements du cœur sont très-faibles et très-lents, mais réguliers ;
il n'existe pas de bruits anormaux. Le pouls est misérable.

On aperçoit sur tout le corps, mais principalement sur les
membres inférieurs, de nombreuses taches de pourpre hémorrhagique ; une plaie de mauvais caractère, semblable à un ulcère
scorbutique, et de l'étendue de la paume de la main, existe au niveau de l'angle sacro-vertébral ; trois plaies de même nature et
de la dimension d'une pièce de 5 francs existent, l'une à 5 centimètres au-dessus et à droite de celle que nous venons d'indiquer, les deux autres un peu en arrière de chaque trochanter ;
enfin une plaie semblable recouvre toute la surface du talon
droit.

La respiration est faible, courte, précipitée ; le malade ressent
fréquemment de violentes douleurs de névralgie intercostale,
principalement du côté gauche.

Les fonctions digestives sont profondément troublées. M. de
J..... ne mange guère que des potages ; mais ceux-ci suffisent
pour provoquer très-fréquemment des douleurs gastriques très-
vives, des vomissements bilieux, et de la diarrhée.

La rate présente un volume énorme ; elle occupe tout le flanc
gauche, depuis l'aisselle jusqu'à la crête iliaque ; son diamètre
vertical est de 24 centimètres. Le foie dépasse le rebord costal de
10 centimètres, et la ligne médiane de 7.

Le jour même de son arrivée, le malade est pris, à deux heures, d'un accès de fièvre qui dure toute la nuit. Le frisson est très-intense et se prolonge au delà de deux heures ; la réaction est accompagnée de céphalalgie , d'agitation , de délire ; la sueur est très-copieuse.

Le **23** février. Les prodromes de l'accès fébrile se manifestent à une heure et demie. Le malade, trop faible pour être transporté à la douche , reçoit une *friction avec le drap mouillé; seconde friction à six heures du soir.* L'accès éclate à sept heures; il est plus court et moins violent que celui de la veille. *La fièvre est donc actuellement quotidienne.*

*Les plaies sont pansées avec des plumasseaux de charpie trempés dans de la décoction aromatique.*

Le **24**, pas d'accès. *Deux frictions.*

Le **25**. Le malade est porté dans la salle de douches, et reçoit *une douche en pluie très-courte,* laquelle produit une violente suffocation et une impression très-pénible. L'accès éclate à six heures du soir.

Le **26**. Le malade, qui est d'une pusillanimité et d'une indocilité extrêmes, mais bien excusables, se refuse à toute espèce d'application hydrothérapique. Pas de fièvre le **26**, mais des accès ont lieu le **27** février et le **1er** mars. *La fièvre est donc actuellement tierce.*

Le **3** mars, le malade consent à recevoir *deux douches.* Pas de fièvre.

Le **4**, une seule douche ; le malade ne veut pas recevoir celle du soir.

Le **5**, *deux douches.* Pas de fièvre.

Le **6** et le **7**, les douches sont prises régulièrement. Un accès léger a lieu le **7**.

Le **8** et le **9**, le malade se soustrait au traitement.

Des accès ont lieu les **10, 13, 16** et **19**. *La fièvre est donc actuellement quarte.*

Pendant cet espace de temps, le malade n'a pris qu'un très-petit nombre de douches et d'une manière très-irrégulière ; aussi l'action **antipériodique** du traitement n'a-t-elle pu se manifester, mais il n'en a pas été de même de *l'action reconstitutive*. Le malade a eu à plusieurs reprises des vomissements et de la diarrhée; mais, en somme, l'état général s'est notablement amélioré : le faciès et le teint sont meilleurs, les forces reviennent; le malade fait quelques tours de promenade dans le jardin. Le **12**, toutes les plaies étaient cicatrisées; le malade a été pesé ce même jour, et son poids est de **96** livres, sa taille étant de **1** mètre **72** centimètres. Les taches de pourpre ont disparu; le volume du foie et de la rate n'a pas sensiblement diminué.

A partir du **19**, *la fièvre redevient quotidienne*, et des accès très-intenses ont lieu chaque jour, à trois heures de l'après-midi, les **20, 21, 22, 23** et **24**.

Je supprime, pendant ces six jours, toute espèce de traitement, et la famille de M. de J..... se joint à moi pour obtenir du malade qu'il se soumette enfin à un traitement suivi et méthodique.

Le **25**, à deux heures et demie, les prodromes de l'accès se faisant déjà sentir, le malade reçoit une douche méthodique; L'ACCÈS N'A PAS LIEU, *et, le traitement ayant été continué, M. de J..... n'a plus éprouvé, depuis ce jour, d'accès périodiques réguliers.*

Le **10** avril. Depuis le **25** mars, un seul accès, peu violent, a eu lieu.

Le **12**. L'état général s'améliore de plus en plus; le malade pèse **102** livres et **2** hectogr. Le diamètre de la rate est de **21** centimètres; le foie dépasse le rebord costal de **8** centimètres, et la ligne médiane de **4**.

Le **20**. Le foie ne dépasse plus la ligne médiane, mais il s'étend encore de **5** centimètres au-dessous du rebord costal; le diamètre de la rate est de **16** centimètres. Le malade a un appétit très-vif, il digère fort bien, fait de longues promenades, va souvent à Paris; et cependant un accès assez violent a eu lieu le **18**, et quelques douleurs de névralgie intercostale se font encore sentir de temps à autre. M. de J..... pèse **104** livres **3** hectogr.

Le **30**. L'état général est satisfaisant; le foie ne dépasse plus ses limites physiologiques; le diamètre de la rate est de **8** centimètres. Un accès très-léger a eu lieu le 27. Le poids du corps est de 106 livres.

Le 15 mai. Plus d'apparence de fièvre depuis le 27. L'état général est excellent; M. de J..... est allé rendre une visite au D<sup>r</sup> Chanet. «C'est une véritable résurrection, lui a dit cet honorable confrère; faites-en mes sincères compliments à M. Fleury.»

Le 19. La santé ne laisse rien à désirer; le poids du corps est de 114 livres. M. de J..... quitte aujourd'hui Bellevue pour aller passer la belle saison en Suisse.

Le 16 septembre. Le général et la baronne de Jomini sont venus aujourd'hui à Bellevue pour m'annoncer que leur fils continue ses pérégrinations alpestres, et que sa santé est meilleure que jamais.

Au point de vue pathologique, il faut remarquer ici :

1° Le type si mobile de la fièvre, lequel devient alternativement quotidien, tierce et quarte;

2° La disparition des accès réguliers, bien avant que le foie et la rate aient été ramenés à leurs limites physiologiques, mais la persistance d'accès irréguliers jusqu'à ce que ce résultat ait été obtenu;

3° La cachexie, qui rendait la mort du malade imminente.

Au point de vue thérapeutique, on voit l'hydrothérapie intervenir après l'insuccès du sulfate de quinine, de l'apiol, de l'homœopathie; se charger d'un malade que la médecine usuelle n'avait plus qu'à *laisser mourir en paix;* et enregistrer un nouveau succès, en se conformant aux LOIS que nous avons établies.

Le malade, d'une extrême indocilité, ne veut pas se soumettre au traitement *méthodique, formulé :* dès lors l'action *antipériodique* de la médication ne peut s'exercer, et les accès réguliers persistent, non cependant sans être modifiés dans leur intensité ; mais l'action *reconstitutive* se manifeste, et, malgré la persistance des accès fébriles, l'état général s'améliore notablement.

Au bout d'un mois, le malade devient plus raisonnable ; le traitement est appliqué et suivi conformément à la *formule* voulue, et, DÈS LA PREMIÈRE DOUCHE, les *accès fébriles* PÉRIODIQUES *disparaissent pour ne plus se montrer.*

L'état général s'améliore de plus en plus ; mais la rate et le foie présentent encore un volume considérable, et des accès fébriles irréguliers, atypiques, et variables dans leurs caractères symptomatiques, se montrent encore de temps en temps.

Au bout d'un second mois, les viscères sont rentrés dans leurs limites physiologiques ; tout accident fébrile cesse d'avoir lieu, et la guérison est complète.


Dans un article récent, M. Nonat a émis, sur les fièvres intermittentes et sur les médications fébrifuges, des opinions que nous sommes d'autant plus heureux de transcrire ici, qu'elles sont l'exacte reproduction des doctrines que nous nous efforçons de faire prévaloir depuis dix ans.

« La maladie, dit M. Nonat, qui résulte de l'action du miasme des marais sur le corps de l'homme s'exprime par des phénomènes, par des manifestations d'une nature spéciale, fonctionnelles et organiques.

«Les accès fébriles intermittents, l'augmentation de volume de la rate, sont deux de ces manifestations, et ce sont les premières qui apparaissent; celles qui surviennent plus tard résultent d'un trouble profond des fonctions de nutrition, et constituent l'état qui est désigné sous le nom de cachexie paludéenne.

«Les accès à retours périodiques, quand ils existent seuls, cèdent d'ordinaire facilement et avec rapidité à l'action des médicaments; quand ils se trouvent accompagnés d'un engorgement de la rate, ils disparaissent plus tôt que ce dernier, sous l'influence du traitement. L'élément fébrile cesse même assez souvent d'une manière spontanée, ou du moins sans l'emploi d'un moyen thérapeutique proprement dit; ainsi on a vu le changement de lieu, une émotion, etc., suffire pour amener la cessation de la fièvre.

«Il suit de là que l'intumescence splénique, conséquence de l'intoxication paludéenne, est un signe de cette intoxication de plus haute valeur que les accès de fièvre; aussi, dans les cas où elle existe, c'est elle, et non ces accès, qui est le véritable critérium de la guérison. Les accès peuvent disparaître; si la rate reste engorgée, la maladie n'est pas guérie. L'état de la rate a encore une autre signification non moins importante : il indique au médecin les doses médicamenteuses propres à combattre l'empoisonnement miasmatique, et ces doses doivent toujours être proportionnées au volume plus ou moins considérable de l'organe tuméfié.

«Quels médicaments avons-nous pour combattre les effets de l'intoxication paludéenne?

«Le quinquina, et mieux son alcaloïde, est doué, de l'aveu de tout le monde, de propriétés spécifiques contre cette affection.—Mais est-il d'autres substances que le quinquina qui jouissent de telles propriétés? Plusieurs autres ont été préconisées comme fébrifuges ; telles sont la salicine, le houx, le cynisin, etc., mais surtout l'arsenic.

« L'arsenic jouit, en réalité, d'une véritable puissance pour combattre le phénomène intermittence, quelle que soit la cause qui lui donne naissance ; en particulier, il a de l'efficacité contre les accès fébriles intermittents qui dépendent de l'intoxication paludéenne. Mais il n'a prise que sur cette manifestation de la maladie ; il est complétement dépourvu d'action sur l'engorgement de la raté. Or l'action sur cet engorgement, tel est le signe caractéristique auquel on reconnaît un bon médicament fébrifuge.

« Dans les fièvres intermittentes, l'intumescence de la rate a beaucoup plus d'importance que les accès ; elle est une pierre de touche beaucoup plus sûre que l'élément fébrile lui-même, lorsqu'il s'agit d'apprécier le degré de confiance qu'il y a lieu d'accorder à une substance regardée comme fébrifuge. Rien de plus difficile, de plus compliqué, que de juger la valeur d'un fébrifuge, si l'on ne tient compte que de l'élément fébrile ; rien de plus facile, rien de plus simple, au contraire, si l'on étudie l'influence du médicament à la fois et sur l'élément fébrile et sur l'engorgement de la rate.

« Jusqu'à présent, continue M. Nonät, parmi les nombreux fébrifuges que j'ai mis à l'épreuve, aucun, à l'exception du sulfate de quinine, n'avait agi sur l'intumescence splénique ; je viens de constater récemment que le sulfate de cinchonine possède les mêmes propriétés, mais à un degré un peu moins prononcé.

« De ces résultats, j'ai pu conclure que les autres substances préconisées comme médicaments actifs dans le traitement des fièvres d'accès, la salicine, le cynisin, le petit houx, l'arsenic lui-même, sont des fébrifuges très-infidèles. J'ai expérimenté ce dernier médicament un grand nombre de fois, et aucune de mes expériences n'est venue démentir ces conclusions ; il m'est même arrivé de voir les accès fébriles, d'abord coupés par l'acide arsénieux, reparaître, alors que l'administration de cet acide était

continuée dans le but d'éprouver son influence sur la rate engorgée.

« Le sulfate de quinine, le sulfate de cinchonine après lui, le
quina et ses préparations comprenant ces substances, restent
donc les seuls fébrifuges sur lesquels on puisse compter; et c'est
au sulfate de quinine, comme au moyen qui offre le plus de sû-
reté et qui s'administre le plus commodément, qu'il convient de
recourir de préférence.

« Mais, pour produire tout l'effet qu'on est en droit d'attendre
de ce précieux médicament, il doit être administré d'une manière
méthodique et d'après certaines règles. Ces règles sont les suivantes :

« Quand il y a des accès, le sulfate de quinine doit être administré au commencement de l'apyrexie.

« La fièvre est-elle simple, exempte de tout engorgement de la
rate, une dose peu élevée de sulfate de quinine est suffisante,
0,30 ou 0,40 centigrammes par jour.

« La fièvre est-elle accompagnée d'une intumescence de la rate,
la dose de sulfate de quinine devra être élevée, et cette dose va-
riera suivant le degré d'ancienneté de la maladie et suivant le
volume de l'engorgement splénique. Si cet engorgement est peu
volumineux, 0,50 ou 0,60 centigrammes de sulfate de quinine
pourront suffire; si au contraire il atteint des dimensions considérables, 20, 25, 30 centimètres de diamètre vertical par exemple, la dose du médicament devra être portée beaucoup plus haut,
à 1 gramme 50 centigrammes et jusqu'à 2 grammes par jour.
Entre les deux limites extrêmes, on donnera des doses intermé-
diaires.

« A l'exemple de M. Bally, il convient de commencer par les
doses les plus élevées. Lorsque les accès fébriles intermittents ont
disparu, lorsque la fièvre a été coupée, ce n'est pas une raison
suffisante pour diminuer de suite la dose primitive du sulfate de
quinine, encore moins pour en cesser l'administration.

« Même lorsque les accès sont la seule manifestation de l'intoxication paludéenne, le médicament doit être continué encore

quelque temps après leur disparition, afin d'assurer la guérison,
mais à doses inférieures.

« Lorsqu'à l'élément fébrile se joint la tuméfaction de la rate,
c'est cette tuméfaction, ainsi que cela a été noté plus haut, qui
doit servir de guide pour l'emploi du sulfate de quinine. Il devra
donc être donné encore, après la cessation des accès, à la dose
primitive pendant plusieurs jours de suite, tant qu'il ne se sera
pas effectué une diminution notable dans le volume de la rate.
Cette diminution produite, le fébrifuge devra être continué de
nouveau, mais à doses décroissantes, pendant un certain temps,
jusqu'à ce que l'organe soit redescendu à son volume normal. Et
ce résultat enfin obtenu, l'usage du sulfate de quinine ne sera pas
pour cela tout d'un coup et totalement abandonné ; mais il sera
bon que le malade en prenne encore de faibles doses de temps en
temps, afin que, l'influence du spécifique étant prolongée, toute
récidive soit plus sûrement prévenue.

« Ainsi, en supposant un cas où la maladie soit ancienne et l'engorgement de la rate considérable, tel que la hauteur de l'organe
atteigne 20 ou 25 centimètres, par exemple, donner d'abord
1 gramme 50 centigrammes de sulfate de quinine quotidiennement, en deux fois, pendant sept ou huit jours ; en administrer
ensuite 1 gramme en une seule fois pendant cinq jours ; puis
0,75 centigrammes pendant cinq jours. Cette nouvelle période
écoulée, abaisser de nouveau la dose à 0,50 centigrammes, puis
à 0,25 ou 30 centigrammes ; enfin recommander au malade de
prendre encore pendant quelque temps, et de deux ou trois jours
l'un, du sulfate de quinine à faible dose, à celle de 0,15 ou 0,20
centigrammes, par exemple.

« Dans tous les cas où l'intumescence splénique est volumineuse,
surtout si l'hypochondre est le siége de sensations pénibles, de
douleurs, et qu'il y ait ou non un certain degré de phlegmasie, de
splénite, il est toujours bien de faire appliquer sur la région cor-
respondante à l'organe tuméfié un certain nombre de sangsues,
ou plutôt de ventouses scarifiées. Immédiatement après, on voit
la décroissance de la tuméfaction se faire avec rapidité ; souvent

même, et ce sont les cas où il y a en réalité une complication phlegmasique siégeant dans le viscère engorgé, cette décroissance ne commence qu'après l'emploi de cette émission sanguine locale. Il faut, avant d'y avoir recours, mettre déjà l'organisme sous l'influence du spécifique, et ne prescrire les ventouses que trois jours après avoir commencé l'administration du sulfate de quinine.

«Enfin il reste un dernier point qui est de la plus grande importance : c'est qu'il faut toujours pousser de suite le traitement jusqu'à la résolution complète de la tuméfaction splénique, et pour cela instituer ce traitement, suivant les règles qui précèdent, *avec des doses suffisantes de sulfate de quinine ;* car si ces doses étaient insuffisantes, si la résolution de la rate n'était pas obtenue, l'intoxication splénique n'étant pas neutralisée, la fièvre ne tarderait pas à renaître, et alors il deviendrait nécessaire de recommencer le traitement·tout entier, comme si rien n'avait été fait» (1).

En vérité, nous sommes bien heureux d'entendre M. Nonat déclarer :

*Que l'intumescence splénique* (il aurait fallu ajouter : *et hépatique) est un signe de plus haute valeur que les accès de fièvre ;*

*Que, les accès fébriles disparaissant, la maladie n'est pas guérie si la rate reste engorgée* (disons : *si la rate ou le foie, ou les deux organes, restent engorgés) ;*

*Que l'action sur l'engorgement splénique* (ajoutons encore : *et hépatique) est le signe caractéristique auquel se reconnaît un bon* MÉDICAMENT FÉBRIFUGE (il aurait mieux valu dire : *un bon antidote de l'intoxication paludéenne) ;*

_______________

(1) *L'Union médicale*, n° du 10 septembre 1857.

*Que l'arsenic a de l'efficacité contre les accès fé-
briles intermittents,* mais qu'il est complétement
dépourvu d'action sur l'engorgement de la rate
(ajoutons : *et sur celui du foie), et qu'il n'est par
conséquent qu'un* FÉBRIFUGE *très-infidèle* (il aurait
été plus exact de dire : *qu'un très-infidèle antidote
de l'intoxication paludéenne*).

A la bonne heure ! Nous applaudissons de toutes
nos forces à ces propositions si nettement formulées, et nous proclamons très-volontiers, avec
M. Nonat, qu'une médication antipaludéenne n'est
bonne que *lorsqu'elle agit, en même temps, et sur
les accès fébriles et sur l'intumescence de la rate.*

Mais comment expliquer que M. Nonat, qui s'occupe de la salicine, du houx et du cynisin, ne mentionne même pas les douches froides, dont *l'action,
et sur les accès fébriles et sur l'intumescence de la
rate,* est si remarquable, si constante, et si efficace.

M. Nonat renverse l'arsenic du piédestal sur lequel l'élève M. Frémy, et nous ne pouvons que l'ap-
prouver sur ce point ; mais il ne le fait que pour
substituer à l'arsenic le sulfate de quinine et les
ventouses scarifiées ; — voyez combien les malades
y gagnent.

Voilà des malheureux qui sont en proie à l'intoxication et à la cachexie paludéennes ; — on va
substituer à leur maladie l'intoxication et la cachexie
quiniques !

Voilà des malheureux qui sont épuisés, profondément anémiques ; — on va leur tirer du sang par des sangsues ou des ventouses scarifiées.

A la vérité, beaucoup de ces malades ne guériront pas, et pour beaucoup d'autres la maladie n'aura fait que changer de cause et de nom ; — mais vive la médication *rationnelle* du sulfate de quinine et des sangsues !

A la vérité, TOUS ces malades auraient guéri par quelques applications extérieures d'eau froide, lesquelles constituent une médication qui est à la fois fébrifuge, résolutive et reconstitutive ; — mais foin de la médication hydrothérapique, qui est irrationnelle, empirique et insuffisante !

Eh bien ! nous en prévenons MM. Frémy et Nonat, leurs efforts resteront aussi impuissants que ceux de MM. les membres du Conseil de santé des armées.

Le bon sens populaire commence à comprendre qu'il vaut mieux SE GUÉRIR *irrationnellement* par quelques douches froides, que de S'EMPOISONNER *rationnellement* par l'arsenic ou le sulfate de quinine ! !

La conspiration du silence n'aura pas plus de succès que les arguments de M. Bégin.

Les observations qu'on va lire sont destinées à prouver à M. Nonat que les douches froides l'emportent sur le *petit houx* et le *cynisin*, et qu'elles paraissent même devoir être préférées au sulfate de quinine et aux ventouses scarifiées.

Le 30 août 1857, la lettre suivante était adressée à M. Fleury.

« Monsieur et illustre confrère,

« Je viens mettre à l'épreuve votre bienveillance si connue depuis longtemps. Le Dr Joubert et moi avons été consultés par un malade qui nous semble aujourd'hui ne pouvoir être guéri que par l'hydrothérapie. Ce malade est un homme de 30 ans, ancien soldat, qui fut atteint en Afrique, il y a quatre ans, de fièvre intermittente. Le sulfate de quinine, administré à haute dose, le déplacement du malade, qui fut transporté en France peu de temps après le début de cette affection, ne purent l'en guérir. Des complications fâcheuses survinrent, qui persistent encore aujourd'hui, alors que les symptômes des fièvres périodiques ont en partie disparu. A part *quelques frissons qui apparaissent avec une certaine régularité,* le malade se plaint de douleurs erratiques à la base de la poitrine, et d'une douleur fixe à l'estomac, surtout après les repas. L'appétit est anéanti, la maigreur est extrême, les phénomènes chloro-anémiques sont portés à un très-haut degré. L'usage prolongé des antipériodiques, des antispasmodiques et des toniques, n'ayant produit aucun résultat, nous avons pensé, le Dr Joubert et moi, à l'hydrothérapie, pour conjurer le danger qui menace notre malade ; cependant, quoique nous ayons pu souvent apprécier les nombreux avantages qui résultent de cette médication, nous n'avons pas voulu envoyer de suite cet homme à Paris sans connaître votre avis, nous en référant entièrement à votre décision.

« Agréez, Monsieur et illustre confrère, l'assurance de ma haute considération.

« *Signé :* Dr E. BARILLIER.

« Villefagnan (Charente), le 30 août 1857. »

Le 7 septembre, le malade arrivait à Bellevue, et nous donnait les renseignements suivants.

Obs. XXXVIII. — *Fièvre contractée en Afrique en 1853 ; accès irréguliers accompagnés d'accidents graves ; anémie, cachexie, gastralgie, névralgie intercostale, etc. ; inefficacité d'une énorme quantité de sulfate de quinine.* — Rousseau (François), âgé de 30 ans, sellier à Villefagnau (Charente), ancien chef d'atelier dans les armées d'Afrique, jouissait, avant sa maladie actuelle, d'une santé habituellement bonne. A 16 ans, il a eu un rhumatisme articulaire aigu qui a duré six mois ; depuis cette époque jusqu'en 1853, sa santé n'a pas subi d'altération nouvelle.

Envoyé en Afrique en 1849, il a passé par les diverses garnisons d'Alger, d'Aumale et de Blidah ; il a fait en tout, à diverses époques, onze mois de campagnes, couchant sur la dure, sous des tentes ou à la belle étoile, assez bien nourri d'ailleurs, et ne se fatiguant pas outre mesure.

Au mois d'octobre 1853, R... faisait partie d'un détachement dirigé sur Blidah ; on franchit des montagnes, on traversa des vallées et des plaines coupées par des torrents ou par des petites rivières à demi desséchées ; souvent on faisait halte dans des lieux humides, et l'on y passait la nuit, lorsqu'on ne rencontrait pas sur la route de village où l'on pût s'arrêter. Les fièvres régnaient alors dans les pays traversés par le détachement.

Pendant une halte au pied des montagnes de la *Chiffa*, R..., en compagnie de dix de ses camarades, prend un bain de trois quarts d'heure dans un torrent qui descendait de la montagne et passait devant le bivouac ; quelques jours après, tous les baigneurs étaient pris de la fièvre en arrivant à Aumale.

Vers onze heures du matin, en se rendant à son atelier, R... se sent tout à coup saisi par un frisson violent avec tremblement des membres et claquement des dents ; il est obligé de se mettre au lit, où, au bout de deux heures, le froid cesse, pour faire place à une chaleur et à une sueur modérées. L'accès dure en tout de cinq à six heures ; il est accompagné d'une céphalalgie violente, de courbature, d'anorexie, etc. ; sa disparition ne rend pas le malade à son état normal, car il lui reste une grande prostration des forces.

Le lendemain, on transporte R... à l'hôpital d'Aumale, où, dès son entrée, une potion au sulfate de quinine lui est administrée ; la fièvre ne revient pas, et, au bout de trois jours, se trouvant mieux et mangeant un peu, R... quitte l'hôpital.

Ce même jour, R... fait à cheval une course de dix lieues ; fatigué, il se couche et dort une heure au bord d'une rivière à demi desséchée. Le soir, il revient au quartier avec du malaise, de la courbature, de l'anorexie ; le lendemain, nouvel accès, d'une violence extrême. A la fièvre, à la céphalalgie, se joignent des déjections et des vomissements bilieux, des étouffements, des crampes dans les jambes, douloureuses au point de faire crier le malade, qui s'agite avec violence, est en proie à un délire furieux, et veut s'élancer hors de son lit, où l'on est obligé de le maintenir par la force. L'accès commence à sept heures du matin et ne se termine que vers quatre heures du soir, après une transpiration abondante. La nuit est calme, mais sans sommeil ; le malade ne souffre pas, mais il est accablé par la violence de la crise.

On laisse passer l'accès sans administrer le sulfate de quinine, et l'on se borne à combattre, à l'aide d'une potion éthérée, les accidents ataxiques ; mais le sel quinique est donné dès le lendemain, et continué pendant plusieurs jours. La fièvre ne reparaît pas, et le malade quitte l'hôpital au bout de douze jours, ayant repris de l'appétit et des forces.

Huit jours après la sortie de l'hôpital, malgré l'usage du sulfate de quinine que le malade a pris, pendant tout ce temps, soit sous forme de poudre, soit en pilules, troisième accès très-violent ; pas de vomissements, mais agitation extrême, délire, et tous les accidents nerveux précédemment indiqués. L'accès dure de sept heures du matin à deux heures de l'après-midi, et se juge par une sueur copieuse. Le sulfate de quinine est continué. Au bout de trois jours, R... quitte l'hôpital pour être dirigé sur Blidah ; le voyage dure quinze jours, pendant lesquels la fièvre ne reparaît pas.

Trois jours après l'arrivée à destination, quatrième accès un peu moins violent que les deux derniers ; il dure cinq heures environ. Nouvelles doses de sel quinique ; disparition de la fièvre. Deux jours après, R... obtient un congé de convalescence, et, se sentant un peu mieux, il quitte Blidah pour se rendre à Alger, où il s'embarque, le 5 décembre, pour la France.

Le 11 décembre, deux jours après son arrivée dans son pays, à Villefagnan, cinquième accès, avec accidents nerveux et symptômes cérébraux graves. Le D<sup>r</sup> Poitevin, appelé auprès du malade, laisse passer l'accès ; mais, dès le lendemain, il administre le sulfate de quinine à la dose de 1 gramme par jour.

En dépit de ce traitement énergique continué avec persévérance, R... voit, pendant les sept mois que dure son congé, sa fièvre récidiver d'abord tous les huit ou quinze jours, sans régularité ; puis tous les mois ou toutes les six semaines.

Rappelé en Afrique en 1854, R... part de Villefagnan, se trouvant un peu mieux et un peu plus fort qu'à son arrivée. Dans le trajet de Toulouse à Carcassonne, il est pris d'une cholérine pour laquelle il entre à l'hôpital de cette dernière ville : assez promptement remis de cette indisposition, R... se préparait à quitter l'hôpital au bout de trois jours, lorsque la veille de son départ, vers cinq heures du soir, il est repris par la fièvre ; l'accès dure jusqu'à onze heures.

Le lendemain, nouvel accès à dix heures du matin : frisson violent, céphalalgie atroce, vomissements bilieux avec déjections alvines de même nature, agitation, crampes, cris, gêne de la respiration, délire furieux jusqu'à cinq heures du soir. Tous les jours, pendant huit jours, à la même heure, mêmes accidents. Par quelle médication ceux-ci ont-ils été combattus ? le malade ne donne là-dessus que des renseignements vagues ; il sait seulement qu'on lui faisait prendre, par cuillerées, une potion *dont le goût était âpre à la gorge.*

Au bout de huit jours, cessation des accès. Le malade commence à se lever, à manger ; il reste deux mois à l'hôpital pour réparer ses forces ; pas d'accès pendant tout ce temps. R... quitte alors Carcassonne avec un nouveau congé de convalescence de quatre mois et retourne chez lui ; le congé provisoire expiré, il obtient son congé définitif.

Depuis le départ de Carcassonne, la fièvre n'a pas reparu ; la santé se rétablit, la guérison semble définitive, et tout va bien jusqu'à la fin d'août 1855. A cette époque, c'est-à-dire quatorze mois après le dernier accès, R..., qui ne pensait plus à sa fièvre, est pris, tout à coup, le matin, en déjeunant, de frisson avec tremblement des membres, claquement des dents, vomissements, crampes, cris, agitation ; l'accès dure de huit heures du matin à quatre heures du soir. Un phénomène nouveau vient s'ajouter aux symptômes ordinaires : c'est une douleur très-violente à l'épigastre.

M. le D<sup>r</sup> Joubert fait appliquer des sangsues et des cataplasmes sur le creux de l'estomac ; il prescrit six paquets de sulfate de quinine à prendre, d'heure en heure, immédiatement après la cessation de l'accès, et ordonne en outre des frictions sous les aisselles avec une pommade dans laquelle est incorporé du sel fébrifuge.

A partir de ce dernier accès, la santé du malade ne se rétablit pas ; elle devient de plus en plus languissante ; l'appétit diminue. R... perd son embonpoint et ses forces ; de temps à autre, sans aucune régularité, il éprouve des espèces d'accès, caractérisés par des frissonnements vagues, un peu de chaleur, un peu de moiteur à la peau.

Au mois de juillet 1856, les douleurs vives de l'estomac, qui jusqu'alors n'apparaissaient qu'à de rares intervalles, reviennent après chaque repas et durent environ deux heures. Les aliments ne passent pas, les digestions sont lentes et pénibles ; les douleurs épigastriques prennent de plus en plus d'acuité. Il s'y joint, le matin, de deux à quatre heures, des élancements très-violents dans les deux côtés de la poitrine ; il semble au malade qu'on lui donne des *coups de poignard*.

Cet état se prolonge pendant une année, sans présenter de modification notable, et malgré l'ingestion fréquente de doses plus ou moins élevées de sulfate de quinine.

Au mois de juin 1857 , R... va, à Rochefort, consulter M. Jossy, médecin en chef de l'hôpital de cette ville, qui lui administra le sulfate de quinine, à la dose de 1 gramme par jour, en deux prises. Deux pilules de Méglin, prises le soir en se couchant, calment les douleurs périodiques de la nuit, mais pendant trois semaines seulement; au bout de ce temps, elles reviennent avec plus d'acuité qu'auparavant. L'appétit se perd de plus en plus; les digestions ne se font pas, en dépit de pastilles de charbon, d'eau de seltz, d'eau de Vichy, etc.; les forces vont en déclinant de jour en jour. Vers la fin d'août, R... consulte M. le D' Barillier, qui lui conseille de venir à Bellevue, suivre le traitement hydrothérapique.

Le 7 septembre 1857 , le malade arrive à l'établissement.

*État actuel.* Constitution grêle, tempérament nerveux; taille 1 mèt. 65 cent.; poids du corps 92 livres ; amaigrissement considérable, teint pâle et jaunâtre , facies profondément altéré ; faiblesse musculaire extrême; les muqueuses sont décolorées ; *anémie profonde,* perte d'appétit, dégoût pour les aliments, digestions mauvaises , douleurs épigastriques violentes après les repas. Chaque nuit, vers deux ou trois heures du matin, des douleurs intercostales, sous forme d'élancements atroces, se font sentir dans les deux côtés de la poitrine; le malade les compare à des *coups de poignard;* elles durent un quart d'heure, vingt minutes, une demi-heure, et souvent un second accès a lieu vers sept heures du matin.

Trois , quatre ou cinq fois par semaine , d'une façon très-irrégulière, R... éprouve des accès fébriles, caractérisés par un frisson peu intense, de la chaleur et de la moiteur. Depuis six mois, il combat ces accidents par l'ingestion fréquente d'un gramme de sulfate de quinine, mais il a fini par renoncer à l'usage de ce médicament : « Le lendemain du jour où j'en prenais, dit R..., je n'y voyais plus , je n'entendais plus, la tête me tournait, *j'étais comme fou.* »

L'examen du sujet fait voir, à la simple inspection, une voussure considérable de l'hypochondre gauche. La percussion de la région splénique donne, pour le diamètre vertical de la *rate,* 14 cent.; pour le diamètre transverse, 9 cent.

Le *foie* s'élève à 3 cent. au-dessus du mamelon, il dépasse le rebord costal de 7 cent.; son diamètre mamelonnaire est de 15 cent. et demi; le diamètre transverse dépasse de 5 cent. et demi la ligne médiane.

Rien du côté des organes de la respiration. Les battéments du cœur sont réguliers, sans bruit anormal; mais ils sont faibles et sans impulsion. *Le pouls est misérable.*

Le traitement hydrothérapique est commencé le 8 septembre.

Le **20**. L'appétit commence à se faire sentir; le facies et le teint sont meilleurs ; la faiblesse musculaire a diminué; les douleurs et les manifestations fébriles persistent; les diamètres viscéraux n'ont pas diminué.

Le **27**. L'état général s'améliore de plus en plus; R... n'a éprouvé, depuis une semaine, que deux frissons légers, suivis de moiteur; les douleurs ont été un peu moins vives. Le diamètre mamelonnaire du foie a diminué de **4** cent., l'organe ne dépasse plus la ligne médiane; les diamètres spléniques n'ont pas changé.

Le **6** octobre. Rousseau, qui n'avait pas éprouvé le moindre frisson depuis le **27** septembre, a eu aujourd'hui un accès de fièvre assez violent.

*La rate oppose une résistance inaccoutumée à l'action des douches froides ;* elle présente encore 12 cent. de diamètre vertical, et 8 cent. ½ de diamètre transversal. La voussure de la région splénique a cependant notablement diminué.

La matité hépatique commence à **1** cent. au-dessous du mamelon, dépasse le rebord costal de **2** cent., et ne s'étend plus au delà du sillon médian.

*On augmentera l'intensité et la durée de la douche splénique.*

Le **14**. L'état général présente une notable amélioration; le facies et le teint sont bons; l'appétit est vif, la digestion plus facile; R... a augmenté de **3** livres, il pèse **47** kilogr. ½.

Plus de manifestation fébrile depuis le 6; les douleurs thoraciques persistent, bien qu'à un moindre degré.

Le foie ne dépasse plus ses limites physiologiques; la rate a 9 cent. verticalement, et 6 transversalement; la voussure a complétement disparu.

Il est permis d'assurer qu'une guérison *complète* serait obtenue très-prochainement; mais il est malheureusement impossible à R... de continuer son traitement plus longtemps, des affaires impérieuses le rappellent chez lui, et il nous quitte aujourd'hui même, promettant de revenir à Bellevue dans quelques semaines, si sa santé lui laisse encore quelque chose à désirer.

*(Observation recueillie par M. le D<sup>r</sup> Tartivel.)*

M. Nonat serait bien exigeant, s'il ne trouvait pas suffisante l'énorme quantité de sulfate de quinine qui a été ingérée par Rousseau, et, en présence des accidents produits par ce médicament, nous aimons à penser qu'il eût hésité à en prescrire de nouveau l'administration.

Quant à la rate, voilà certes bien le cas de recourir aux sangsues ou aux ventouses scarifiées; mais nous croyons encore que M. Nonat eût éprouvé quelques scrupules à tirer du sang à un homme exsangue, à un malade si profondément débilité, épuisé, anémié !

Franchement?—La médication hydrothérapique, qui est à la fois fébrifuge, résolutive et reconstitutive, n'est-elle point préférable ?

On voit chez Rousseau la fièvre reparaître après quatorze mois d'apyrexie complète, en l'absence de toute influence pyrétogénétique nouvelle, et actuelle. Plusieurs fois déjà nous avons signalé des faits analogues, et nous ne saurions trop appeler sur eux l'attention des praticiens.

Nous avons vu des hommes, ayant contracté la fièvre en Algérie, aux Indes, au Sénégal, être repris tout à coup, à Paris, après deux, trois ou quatre années d'apyrexie complète, et en l'absence de toute cause nouvelle appréciable ; la fièvre récidivait avec son type, avec tous ses caractères primitifs, et nous avons vu des accès pernicieux se reproduire ainsi avec leur forme originelle.

Il existe donc une diathèse paludéenne ; un état organopathique général, qui peut subsister dans l'économie, à l'état latent, pendant un temps plus ou moins long, et qui tout à coup, sans cause déterminante appréciable, et semblable en ce point à la diathèse syphilitique, se traduit par des accidents graves et parfois rapidement mortels. L'intoxication paludéenne serait-elle comme un intermédiaire entre l'intoxication miasmatique et l'intoxication virulente ?

L'action résolutive des douches locales, des douches spléniques, se manifeste ici d'une façon bien remarquable, et l'on voit qu'elle est en raison directe de la durée et de la puissance de la douche. Il ne faut pas en conclure, comme le font la plupart des malades, quelques médecins, et tous les hydriatres empiriques, que *plus les douches sont longues et fortes, meilleures elles sont.*

C'est là une grave et funeste erreur, contre laquelle je me suis élevé bien des fois , et qui a produit de nombreux accidents.

Dans les circonstances dont nous nous occupons, il est en particulier une certaine limite qui ne doit jamais être dépassée, et que même il ne faut atteindre que graduellement et avec prudence. L'on comprend aisément que le foie et la rate étant gorgés de sang , il puisse être dangereux d'opérer *brusquement* une diminution *très-considérable* dans le volume de ces organes.

Obs. XXXIX. — *Fièvre intermittente quotidienne ; anémie et cachexie graves ; insuccès du sulfate de quinine, du quinquina, du fer, des toniques , etc.* — M. de Zettner, agent diplomatique du gouvernement français à Caracas ; 30 ans, constitution grêle, santé habituelle assez bonne.

En 1854, étant en Amérique, il a eu la fièvre jaune et la dysentérie. Au mois de décembre 1856, après quinze jours de grandes fatigues et de longues courses à cheval, en l'absence de toute cause syphilitique , une petite tumeur indolente se montre dans l'aine droite et acquiert, en peu de jours, le volume d'une noix : elle est traitée, par M. Dubreuil , au moyen du repos et de la compression ; par M. Carron du Villards , à l'aide d'un emplâtre de Vigo. Sur ces entrefaites, M. de Z..., faisant partie d'une expédition contre les nègres révoltés du Venezuela, est obligé de s'embarquer pour Puerto-Cabello : fatigues, mauvaise nourriture ; séjour d'une quinzaine de jours à Puerto-Cabello, port extrêmement insalubre, etc. La fluctuation s'étant manifestée à cette époque dans la tumeur, le chirurgien du bord en pratiqua l'ouverture au moyen du caustique de Vienne.

Vers la fin de janvier 1857, l'expédition étant terminée, M. de

Z... revient à Caracas dans un état déplorable; plusieurs ouvertures fistuleuses se sont formées dans la tumeur, et donnent lieu à une suppuration extrêmement abondante.

Du 25 janvier au 17 mars, le malade demeure cloué sur son lit, ne pouvant faire exécuter aucun mouvement à sa jambe droite; les fistules suppurent toujours; le pus a donné lieu à des décollements étendus de la peau, érodé l'aponévrose fémorale, et disséqué en partie les muscles de la région antérieure de la cuisse. Une fièvre continue, avec redoublement le soir, s'était emparée du malade, dont le sommeil était troublé par des rêvasseries et du délire.

Grâce aux soins de M. le D$^r$ Dubreuil, l'état du malade finit par s'améliorer : les fistules se cicatrisent peu à peu, la suppuration se tarit, et, le 17 mars, M. de Z... entre en pleine convaléscence; mais il est d'une faiblesse extrême, et ne peut d'ailleurs marcher qu'avec des béquilles, le membre pelvien droit ayant subi un allongement considérable, circonstance qui fait redouter l'existence d'une coxalgie.

Le 12 juin, M. de Z... s'embarque pour la France, et il arrive à Paris, dans les premiers jours d'août, dans un état de santé générale assez satisfaisant, mais boitant encore et ne pouvant marcher qu'avec une canne. M. Michon est appelé en consultation par M. le D$^r$ Gaide, ami et médecin de la famille de M. de Z... L'habile chirurgien déclare qu'il n'existe pas de coxalgie, que la claudication est due à une inclinaison du bassin, et qu'elle ne tardera pas à disparaître. M. Michon prescrit l'usage de l'huile de foie de morue.

Les choses vont assez bien pendant une quinzaine de jours, M. de Z... ne pouvant toujours marcher qu'avec une canne, mais mangeant et digérant bien.

Le 16 août, en revenant de la campagne, M. de Z... est surpris par la pluie; il arrive à Paris mouillé jusqu'aux os et transi de froid. Le lendemain, malaise, courbature générale, faiblesse dans les jambes, perte d'appétit. Cet état de malaise se prolonge et s'aggrave. M. de Z... tombe dans un état d'extrême faiblesse et de mélancolie ; il reste toute la journée étendu sur un canapé, et ne prend presque plus de nourriture.

Le 23, à trois heures de l'après-midi, M. de Z... se sent pris de frissonnements vagues dans le dos, avec redoublement du malaise habituel, céphalalgie, courbature, etc.; au froid succèdent de la chaleur et une sueur modérées. Tout finit vers neuf heures du soir, et le malade s'endort.

Le 24, M. Gaide appelle en consultation M. le D<sup>r</sup> Rayer. L'illustre praticien supprime l'huile de foie de morue, prescrit de la gentiane, de la rhubarbe, du sous-carbonate de fer, l'usage, à haute dose, des vins de Bordeaux et de Malaga; enfin l'administration quotidienne de 75 centigrammes de sulfate de quinine en trois prises.

M. Rayer promet qu'avant trois semaines le malade sera complétement guéri.

La prédiction de M. Rayer ne se réalise point; malgré le traitement prescrit, les accidents persistent. Du 24 août au 16 septembre, un accès fébrile, d'une intensité variable et d'une durée plus ou moins longue, se montre tous les jours entre quatre et cinq heures de l'après-midi ; le malade s'affaiblit de plus en plus, l'appétit est nul ; le malade ne digère qu'avec peine un peu de bouillon.

L'altération des fonctions digestives et l'appauvrissement du sang, qui en est la conséquence, ne tardent pas à retentir sur le système nerveux. Le malade devient impatient, très-impressionnable, d'une excitabilité extrême ; tout l'ennuie, tout le fatigue, tout l'impatiente ; il éprouve dans les jambes des tiraillements douloureux, une sorte d'agacement nerveux très-incommode, que calment momentanément des frictions avec le baume tranquille. Lesnuits sont agitées, sans sommeil ; des pilules de cynoglosse, prises le soir, peuvent seules procurer au malade quelques heures de repos.

Malgré les soins assidus de M. le D<sup>r</sup> Gaide, le malade va de mal en pis ; il n'a plus aucun moment de relâche, de calme ; les phénomènes fébriles, d'intermittents, deviennent continus ; ou plutôt, en dehors des accès quotidiens, le malade éprouve un état fébrile et un malaise continuels.

Le 15 septembre, M. Fleury est appelé en consultation par M. le D<sup>r</sup> Gaide; il examine le malade en présence de cet honorable confrère, et constate que le foie dépasse le rebord costal de 8 centimètres et la ligne médiane de 6, que le diamètre splénique est de 13 centimètres.

M. Fleury n'hésite pas à conseiller un traitement hydrothérapique, et le malade est transporté à Bellevue dès le lendemain.

*État actuel.* Maigreur extrême; le malade ne pèse que 81 livres, sa taille étant de 1 mètre 62; facies pâle, jaunâtre, exprimant la souffrance; le malade se traîne avec peine, appuyé d'un côté sur une canne et de l'autre sur le bras de sa mère; les membres inférieurs sont le siége de crampes, de tiraillements très-pénibles; l'appétit est nul, et la vue seule des aliments inspire au malade un profond dégoût; la langue est large, pâle, humide et couverte d'un enduit blanchâtre.

Rien du côté des organes de la respiration; les battements du cœur sont faibles, sans impulsion; les bruits sont normaux; le pouls est misérable, régulier, à 76; insomnie. M. de Z... est découragé, triste, mélancolique; il ne veut voir personne, et reste toute la journée étendu sur un canapé et se livrant aux plus sombres préoccupations.

Dès le lendemain de son arrivée à Bellevue, le malade est soumis au traitement hydrothérapique : *douches générales en pluie et en jet, douches locales en jet dirigées sur les régions hépatique et splénique.* Comme les accès éclatent ordinairement vers cinq heures du soir, le malade prendra sa douche de l'après-midi à quatre heures et demie.

Le 18 septembre. Le résultat de la douche administrée hier à quatre heures et demie du soir a été remarquable : pas de frisson, de chaleur ni de sueur; *l'accès n'a point paru.* Après la douche, se sentant plus fort, le malade fait quelques tours dans le jardin de l'Établissement, appuyé seulement sur sa canne. A six heures, il demande un potage et une aile de perdrix, grand *extra* dont son estomac s'accommode parfaitement bien. La nuit, M. de Z... dort d'un sommeil tranquille et goûte un repos qu'il ne connaissait pas depuis un mois.

Le 18, à cinq heures du soir, frisson, chaleur et sueur; pouls à 84. Le malade affirme que l'accès a été moins pénible qu'habituellement; nuit moins agitée.

Le 19, pas de fièvre, léger malaise, anorexie, pouls à 82, insomnie.

Du 20 septembre au 1er octobre, *la fièvre n'a pas reparu.* Malgré l'absence de sommeil, le malade se sent plus fort, plus ingambe; tout le jour, il se promène dans le jardin de l'Établissement; le teint s'éclaircit, perd sa coloration jaunâtre et terreuse; l'appétit est meilleur, et les digestions se font bien. M. le Dr Gaide est venu voir le malade, et a été frappé de l'amélioration survenue dans son état en si peu de temps.

Le diamètre splénique est de 7 centimètres; le foie dépasse encore le rebord costal de 2 centimètres.

Le 15 octobre. *Aucune manifestation fébrile n'a eu lieu;* l'appétit est très-vif; la digestion excellente; le malade a engraissé de 2 livres; il fait tous les jours de longues promenades, il a été plusieurs fois à Paris; il marche librement, sans canne, et la claudication a complètement disparu.

Le foie ne dépasse plus ses limites physiologiques.

Le 1er novembre. Le teint est coloré; le facies excellent; les fonctions digestives s'accomplissent on ne peut mieux, et le malade pèse 85 livres. M. de Z... part aujourd'hui pour Marseille; il reviendra dans une quinzaine de jours, et prendra encore quelques douches pour consolider sa guérison.

(Observation recueillie par M. le D<sup>r</sup> Tartivel.)

En présence d'un tel état d'anémie, d'une telle asthénie nerveuse, M. Nonat aurait-il bien eu le courage de recourir à de plus hautes doses de sulfate de quinine et à des émissions de sang ? — Non certes !

Restait donc l'arsenic, le petit houx, le cynisin, ..... et les douches froides. — Nous avons choisi ces dernières. — Que MM. Bégin, Frémy et Nonat, nous le pardonnent ! Quant au malade, il n'incrimine point nos préférences.

Jusqu'ici nous avons vu la médication hydrothérapique faire justice de fièvres intermittentes de divers pays, de divers types, récentes ou anciennes et rebelles, mais simples, légitimes, ne présentant aucune complication extraordinaire (l'observation 29 exceptée); nous allons la voir aux prises avec un état morbide très-complexe, constituant l'un des faits pathologiques les plus curieux que l'on puisse rencontrer dans les annales de la science.

Obs. XL. — *Fièvre intermittente, tierce d'abord, quotidienne ensuite; se montrant irrégulièrement depuis cinq ans; accès convulsifs accompagnant les accès fébriles depuis cinq mois, mais se manifestant aussi, d'une manière irrégulière, sous l'influence de diverses circonstances; hyperesthésie cutanée à peu près générale; analgésie et paralysie complète du mouvement dans les membres inférieurs; accidents nerveux divers, troubles digestifs, etc. Traitement hydrothérapique : au bout de dix jours, disparition des accès convulsifs; au quinzième jour, cessation des accès fébriles et de l'hyperesthésie cutanée; au bout de trois semaines, disparition complète de la paralysie du mouvement et de l'analgésie (1). — M. Émile L... est âgé de 17 ans.*

---

(1) Les détails relatifs aux antécédents morbides ont été empruntés en partie à un très-remarquable mémoire à consulter, rédigé par M. le D<sup>r</sup> Guillaumaud, d'Ahau (Creuse).

Il n'existe dans sa famille aucune affection héréditaire; sa mère est d'un tempérament essentiellement nerveux.

La première dentition a été difficile, mais sans accidents bien caractérisés, et en particulier sans convulsions. A l'âge de 30 mois, M. L... eut une rougeole suivie, paraît-il, d'une pneumonie dont il guérit difficilement, et en conservant de la toux pendant près d'un an. Depuis cette époque, il est resté souffrant, d'un appétit irrégulier, préférant toujours les mets peu substantiels et surtout le café au lait; irritable, d'un caractère difficile, etc... Vers l'âge de 4 ou 5 ans, il fut atteint d'une affection de larynx, qualifiée *croup* par les médecins qui lui donnèrent des soins. Le traitement consista en applications de sangsues et en potions vomitives, et la guérison fut rapide. Plus tard, vers 10 ou 11 ans, symptômes du côté des voies urinaires, qui donnèrent des appréhensions sur l'existence de la gravelle : besoins continuels d'uriner, cuisson pendant l'émission des urines, douleurs vives à la région hypogastrique; urines ordinairement très-sédimenteuses, mais sans dépôts de sable ou de graviers, et sans mélange de sang. Cet état dura trois ou quatre ans, et fut traité par des émissions sanguines locales, des cataplasmes, diverses tisanes, etc.

Dans le cours de ces accidents, M. L..., étant au collége dans une localité du département de la Corrèze où règnent des fièvres intermittentes habituelles, fut atteint, à l'âge de 12 ans, d'une fièvre intermittente tierce bien caractérisée : frisson violent, puis chaleur et sueurs, avec vomissements très-pénibles. L'accès durait cinq ou six heures et revenait tous les deux jours. Ces accès furent d'abord facilement arrêtés au moyen du sulfate de quinine; mais ils se reproduisirent bientôt, et, par la suite, ne cédèrent que difficilement à ce médicament, et toujours pour revenir presque aussitôt. De novembre 1851 au mois d'avril 1852, il y eut ainsi plusieurs guérisons et récidives successives. Au retour du beau temps, les accès disparurent spontanément.

Pendant les quatre années suivantes, les mêmes accidents se manifestèrent constamment d'octobre en avril, en affectant toutefois le type quotidien. Le sulfate de quinine, porté jusqu'à 1 gram. par jour ( il s'agissait d'un enfant), arrêtait les accès ; mais, dès qu'on en supprimait l'usage, tous les phénomènes fébriles se reproduisaient. En 1854 et 1855, ce médicament resta même tout à fait sans effet ; chaque année, en avril, la fièvre cessait spontanément.

Au milieu de cet état maladif, l'appétit n'était pas perdu ; cependant M. L..., d'un embonpoint naturellement médiocre, maigrissait et se décolorait de plus en plus. L'excitabilité du système nerveux ne cessait d'augmenter ; en même temps, le malade grandissait d'une manière exagérée pour son âge. Notons encore un symptôme que nous verrons plus tard prendre une certaine prédominance chez lui. Depuis la première apparition de la fièvre, M. L... avait éprouvé une sorte d'endolorissement des parois abdominales et thoraciques, accompagné d'une sensation de constriction autour de la base du thorax, laquelle gênait la respiration, et devenait parfois assez pénible pour s'opposer à la marche. Cette sensation était pourtant en général supportable, et disparaissait chaque année, en avril, avec la fièvre.

En septembre 1855, après environ cinq mois d'apyrexie complète, M. L... commença à ressentir fréquemment, à la région de l'hypochondre droit, cette même gêne douloureuse dont nous venons de parler ; elle persista depuis, s'étendit et se transforma en un endolorissement de tout l'abdomen et du thorax, qui sera décrit plus loin.

En novembre de la même année, retour des accès fébriles avec le type quotidien ; insuccès complet du sulfate de quinine. Il ne tarda pas à se manifester quelques troubles digestifs : sentiment de tuméfaction et d'oppression épigastriques après les repas ; régurgitations assez fréquentes, mais sans vomissements ; renvois acides et brûlants, surtout aux heures de la fièvre, où se manifestaient aussi quelques nausées ; rougeur de la langue, sensibilité à la région de l'estomac. L'appétit était conservé, et comme on avait soumis M. L... à la diète, il mangeait avec avidité tout ce qu'il pouvait trouver, et particulièrement des fruits.

Des sangsues furent appliquées à l'épigastre, sans amener d'amélioration ; l'état du malade s'aggrava encore.

Le 5 février 1856, M. L... éprouva, pour la première fois, une *attaque de nerfs,* caractérisée par des mouvements violents des membres supérieurs et inférieurs, de l'étouffement, une douleur dans les parois thoraciques, assez intense pour arracher des plaintes et des cris, et gêner la respiration. La sensibilité cutanée de ces régions était telle que le plus léger attouchement excitait de vives souffrances et de nouvelles convulsions. Depuis cette époque, cette hyperesthésie a persisté d'une manière permanente, mais avec des exacerbations au moment des accès convulsifs.

Les jours suivants, l'attaque nerveuse se reproduisit avec les mêmes caractères, et toujours avec conservation de l'intelligence et exaltation de la sensibilité cutanée. Pendant plus d'un mois, ces accès, dont la durée dépassait une heure, n'eurent rien de régulier : ils survenaient surtout pendant le travail de la digestion ; souvent aussi ils éclataient inopinément, à l'occasion d'une contrariété. Plus tard ils se régularisèrent : il n'y en eut plus qu'un par jour, à l'heure de l'accès fébrile. Néanmoins, jusqu'à présent, diverses circonstances ont eu le pouvoir de les provoquer en dehors des heures de la fièvre.

Le sulfate de quinine fut de nouveau essayé, associé aux antispasmodiques, à l'usage des bains simples et d'une demi-diète. Pendant quelques jours, les accidents nerveux parurent vouloir céder, malgré la persistance de la fièvre ; mais, au bout de quelques jours, ils reparurent avec plus d'intensité que jamais, et c'est alors qu'ils se régularisèrent. Le sulfate de quinine fut abandonné, pour insister avec plus d'énergie sur les antispasmodiques (musc et valériane en extrait et en infusion). Les désordres nerveux semblaient diminuer, lorsque les médecins qui donnaient des soins à M. L... s'aperçurent d'une nouvelle complication.

Dès les premiers accès convulsifs, c'est-à-dire dès les premiers jours de février 1856, M. L... remarqua un certain degré d'affaiblissement des membres inférieurs, insuffisant toutefois pour troubler les fonctions de ces organes ; bientôt ceux-ci devinrent le siége, dans toute leur étendue, d'un endolorissement qu'augmentaient les mouvements et la pression ou les moindres contacts. Un attouchement, même superficiel, un léger choc, provoquaient de vives souffrances et des élancements qui persistaient un certain temps ; les élancements étaient surtout très-pénibles au voisinage des articulations. On n'y voyait pourtant ni rougeur ni tuméfaction, et ces symptômes n'étaient nullement circonscrits aux articulations ; rien, en un mot, n'a provoqué la pensée d'un rhumatisme chez les médecins instruits qui donnaient des soins au malade.

Au bout de quelques jours, l'affaiblissement des membres inférieurs avait augmenté ; pendant la marche, les pieds tournaient souvent en dedans, et les genoux fléchissaient sous le poids du corps.

Il est difficile de savoir si la faiblesse a été primitivement étendue à la totalité des membres inférieurs, ou si elle s'est propagée graduellement d'une de leurs parties aux autres ; le malade croit qu'elle était générale dès le début. Quoi qu'il en soit, quinze jours après qu'il se fut aperçu de ce nouveau désordre, il ne pouvait plus marcher que soutenu par deux personnes ; graduellement la marche devint de moins en moins facile, et le 17 mars elle était tout à fait impossible ; les membres s'affaissaient sous lui comme des membres de coton, et ne répondaient plus en aucune façon aux efforts de la volonté. Dès lors *paraplégie complète. L'émission des urines et des matières fécales resta normale,* sauf un état de constipation qui, depuis fort longtemps, était habituel.

Cette paralysie des membres inférieurs présentait cela de remarquable, que pendant les accès convulsifs, elle faisait place à de violentes contractions musculaires et à d'énergiques mouvements ; les parents du malade, et lui-même, assurent qu'un jour M. L..., au milieu de ses convulsions, ayant saisi son médecin entre ses jambes, il fut impossible de soustraire ce dernier à leur pression pendant quelques instants.

Outre la paraplégie, il se manifesta un affaiblissement graduel de la vision.

Des bains salés presque froids, des préparations de belladone à

l'intérieur, des promenades quotidiennes en voiture, le valéria-
nate de quinine et d'atropine, furent employés successivement,
sans amener aucun résultat.

Le printemps approchait, et l'on espérait voir disparaître la
fièvre comme les années précédentes, et avec elle les accidents
nerveux; mais cette fois le beau temps ne modifia en rien l'état
du malade. M. le D^r Guillaumaud, qui, avec deux de ses confrères, n'avait vu dans ces phénomènes que ceux d'une névrose
intermittente, crut devoir alors modifier son opinion, et s'arrêta
à l'idée d'une affection inflammatoire de la moelle; aussi son-
geait-il à l'application de cautères le long de la colonne vertébrale lorsque, l'hydrothérapie ayant été conseillée, le malade fut
transporté à Bellevue le 10 juillet 1856.

*État actuel.* M. L..., à peine âgé de 17 ans, est d'une haute
taille (1^m,77), mais il est fort mince et assez maigre; il a les
cheveux blonds, les yeux gris, les contours de la figure arrondis.
Les ganglions lymphatiques ne présentent pas de développement
anormal. La figure, habituellement peu colorée, rougit parfois
beaucoup; le pourtour de la bouche est d'un blanc de cire un peu
jaunâtre; les lèvres sont d'un rose assez vif, mais les gencives et
la muqueuse bucco-pharyngienne sont moins colorées.

La langue est habituellement couverte d'un enduit blanchâtre,
surtout vers la base; les papilles en sont développées et rouges,
particulièrement vers la pointe. L'appétit est presque nul, et
certains mets, entre autres les viandes grillées, excitent un violent dégoût; M. L... préfère des aliments très-salés ou vinaigrés.
Dès qu'il a mangé, même fort peu, il éprouve un endolorissement de tout le corps, avec accablement, tendance extrême au
sommeil, et enfin somnolence profonde, d'où on ne le retire que
difficilement. Cet état dure depuis un quart d'heure jusqu'à une
heure, et ne s'accompagne ni de douleurs ni de gonflement épigastriques, et à peine de quelques renvois gazeux; mais M. L...
se plaint presque toujours de sentir, pendant la digestion, comme
un corps rond remontant de l'estomac au pharynx et produisant
une gêne des plus pénibles.

Constipation habituelle interrompue, de loin à loin, par de la diarrhée.

Le pouls, dans la période d'apyrexie, marque de 70 à 75 pulsations ; il est assez large, mais mou et très-dépressible. Les veines cutanées sont développées. Les battements du cœur sont peu énergiques ; le premier bruit est très-prolongé à la base, et il y a un peu de souffle dans les carotides. Les dimensions du cœur paraissent normales ; palpitations fréquentes et spontanées.

La respiration est normale ; ni toux ni expectoration.

Il est très-difficile de déterminer l'état du foie et de la rate, à cause de l'excessive sensibilité des parois costo-abdominales ; pour y arriver, il a fallu recourir à l'anesthésie produite par des inhalations de chloroforme, et alors l'examen le plus attentif n'a pu faire découvrir la moindre modification dans l'état de ces deux organes. Le foie ne dépasse pas le rebord costal, et son diamètre mammaire est de 10 centimètres ; il ne dépasse pas la ligne médiane à l'épigastre. On ne sent, à la palpation, aucune tumeur dans l'hypochondre gauche, et la matité produite par la rate, dans le sens vertical, ne dépasse pas 9 centimètres. Ces mesures ont été prises plusieurs fois, et même au moment de l'accès fébrile.

Tous les soirs, de quatre à cinq heures, M. L... est pris d'un accès fébrile présentant tous les caractères des accès de fièvre intermittente ordinaire : une période de froid et de frisson, une période de chaleur, et une période de sueur. Le pouls, accéléré et concentré pendant le stade de froid, devient encore plus rapide, mais plus large, pendant les stades de chaleur et de sueur ; néanmoins, pendant toute la durée de la fièvre, il ne dépasse jamais 80 et 90 pulsations par minute.

A ces symptômes s'ajoutent des phénomènes nerveux très-remarquables. Dès que l'accès fébrile doit commencer, le malade éprouve un sentiment de malaise général, bientôt suivi d'une soif vive, de froid et de frisson. Ce frisson, d'abord léger, devient de plus en plus intense, et se transforme rapidement en une agitation convulsive de tout le corps, avec claquement de dents. Le malade accuse alors un endolorissement général, puis des douleurs très-aiguës autour du thorax et de l'abdomen, et dans les membres, surtout dans les inférieurs. A ce moment, et comme excités par la souffrance, se manifestent des mouvements convulsifs du tronc et des membres, peu considérables au début et se confondant avec le frisson, mais devenant peu à peu très-violents et incoercibles. Ces mouvements consistent en soubresauts énergiques de tout le corps, accompagnés de mouvements rapides et alternatifs d'extension et de flexion des *membres paralysés;* quoique tout à fait involontaires, ils ont une régularité et un ensemble qui n'ont rien de convulsif. L'extension et la flexion des membres inférieurs s'exécutent simultanément des deux côtés, et ressemblent à ceux qu'on pourrait faire pour rejeter loin du corps une couverture gênante. Les membres supérieurs deviennent rigides; les poings sont fermés avec une telle force qu'il est impossible de les ouvrir, et le malade en frappe le lit avec violence. Cet état convulsif dure environ une demi-minute, puis cesse et se répète de nouveau à de courts intervalles pendant un quart d'heure, une demi-heure ou une heure. Pendant tout ce temps, la respiration est rapide et saccadée; au moment où le corps entre en convulsion, elle s'accélère encore, devient bruyante et entrecoupée de cris, ou plutôt de plaintes bizarrement accentuées du bout des lèvres, de manière à produire le son *ouh!* fréquemment répété. Quoique le malade ne puisse maîtriser les mouvements de son corps, il en a conscience et ne perd pas connaissance; il entend ce qu'on lui dit, et y répond même si l'on insiste. Il présente un état d'excitation extrême, ce qu'il attribue aux douleurs violentes et aiguës qu'il éprouve dans tout le corps. La sensibilité est, en effet, excessive dans les quatre membres et le tronc pendant l'accès, et le moindre attouchement, surtout autour du thorax et de l'abdomen, provoque des convulsions. Les yeux restent constamment fermés, les paupières sont agitées d'un léger tremblement. Outre ces phénomènes apparents, M. L... se plaint de *sentir comme un corps rond, une boule,* dit-il , *remonter du bas-ventre vers la gorge, où elle se fixe et l'étouffe ;* en même temps, il éprouve à la base du thorax une violente constriction.

Ces accès se manifestent tous les jours au moins une fois, et pendant le stade de froid de la fièvre ; mais ils se développent aussi en d'autres moments de la journée, d'une manière tout à fait irrégulière, sous l'influence de diverses causes, et particulièrement sous l'influence d'une impression physique ou morale vive, d'une contrariété, etc.

La paralysie des deux membres inférieurs est presque complète ; la station debout et la marche sont absolument impossibles, les membres s'affaissant sous le poids du corps. Même en faisant soutenir le malade par deux personnes, la marche ne peut avoir lieu. Les mouvements isolés des divers segments des membres ne sont pourtant pas entièrement abolis : la flexion, l'extension et la rotation des cuisses, sont très-faciles, mais sans aucune énergie, et le moindre effort étranger suffit. pour les empêcher ; la flexion et l'extension des jambes, également possibles, sont néanmoins encore plus molles que pour les cuisses. Tous les mouvements des pieds persistent aussi, seulement ils sont très-limités et la plus légère résistance les annule. L'adduction est surtout très-restreinte et très-faible ; la plante du pied reste toujours portée en dedans, et quand les jambes sont éloignées du sol, les pieds restent pendants vers la terre et ballottent au bout des membres comme des corps inertes. La flexion et l'extension des orteils ne consistent plus qu'en quelques légères oscillations ; leurs mouvements d'écartement sont tout à fait nuls. En un mot, l'énergie des contractions musculaires volontaires *est d'autant moindre qu'il s'agit de parties des membres plus éloignées du tronc.* Les mouvements qui restent encore possibles, quoique sans aucune vigueur, sont parfaitement réguliers et n'ont rien de saccadé ; ils s'exécutent avec lenteur et peu à peu ; s'ils se prolongent un peu ou si le malade fait effort, il se produit un sentiment de fatigue extrême, et d'autant plus prompt que les muscles qui entrent en contraction sont plus paralysés. M. L... a parfaitement conscience de l'étendue, de l'énergie et de la direction des mouvements volontaires ou communiqués à ses membres inférieurs ou à leurs divers segments; il apprécie très-bien les positions de ceux-ci sans le secours de la vue. Les membres paralysés lui paraissent extrêmement lourds.

En dehors des accès convulsifs, on n'observe jamais, dans ces parties, de contractions spontanées involontaires ; on peut aussi piquer, pincer ou chatouiller la peau, sans en provoquer, de quelque manière qu'on s'y prenne. Il n'existe ni contracture ni rétraction musculaires. *Tous les muscles paralysés se contractent sous l'influence des plus faibles courants capables de faire contracter des muscles sains, et même évidemment avec plus d'énergie.* Si l'on concentre l'action des courants électriques au niveau des troncs nerveux qui animent ces muscles, on observe des contractions encore bien plus fortes qu'en agissant directement sur les muscles. *En un mot, l'irritabilité musculaire et nerveuse est normale.*

La station assise est difficile, et quand le corps n'est pas soutenu, il se maintient mal dans cette position, qui détermine une prompte fatigue. Couché, le malade ne peut se mettre de lui-même sur son séant; quand il l'essaye, il se trouve empêché par de la douleur, et, en outre, comme retenu sur son lit par un poids considérable. Les contractions des muscles abdominaux sont normales. Pendant la respiration, les côtes exécutent leurs mouvements ordinaires; l'épigastre et les hypochondres se soulèvent pendant l'inspiration et s'affaissent dans l'expiration. Tous les muscles du tronc répondent très-bien à l'électricité.

Aucun trouble de la motilité dans les membres supérieurs, le cou et la tête; la parole, la phonation, la déglutition, ne présentent rien de morbide.

L'émission des urines et la défécation sont normales, à part la constipation habituelle dont il a été parlé. Érections fréquentes du pénis, pendant le sommeil ou sous l'influence de pensées érotiques, érections dont le malade a parfaitement conscience.

Sur toute l'étendue des membres inférieurs, les contacts et les températures sont parfaitement perçus. Depuis les orteils jusqu'aux genoux, les pincements de la peau et les piqûres d'épingles ne déterminent pas de douleur. Cette *analgésie* est d'autant moins complète et profonde, qu'on se rapproche davantage de la racine du membre; elle cesse complétement un peu au-dessus des genoux. Fourmillements dans les pieds, qui sont constamment très-froids.

Le malade accuse, autour de la base du thorax, une sensation de constriction très-pénible, qui gêne la respiration; les grandes inspirations sont même douloureuses.

Sur tout le tronc, depuis le niveau de la sixième côte jusqu'au niveau de l'ombilic, les plus légers attouchements de la peau provoquent des sensations excessivement douloureuses, qui se répandent au loin et jusque sur le côté opposé. Les piqûres, le contact de l'eau chaude ou froide, produisent les mêmes effets; si on insiste, on détermine des convulsions générales. Cet état douloureux devient excessif pendant les accès fébriles; les inspirations, les mouvements, l'exaspèrent.

L'*hyperesthésie*, surtout très-forte dans les parties qui viennent d'être indiquées, ne s'y limite pas entièrement; son maximum d'intensité est au niveau de la colonne vertébrale, le long de laquelle elle se prolonge, en haut jusqu'à la région cervicale, et en bas jusqu'au coccyx. Il est impossible d'explorer par la palpation cette région, où l'on ne remarque d'ailleurs rien d'apparent à la vue.

La sensibilité est normale dans les membres supérieurs, le cou, la face et la tête.

Au moment des accès convulsifs, les membres inférieurs paralysés sont agités de mouvements énergiques, qui ont été décrits; ces mouvements sont d'autant plus violents et étendus qu'il s'agit de parties de ces membres plus rapprochées du tronc. Ainsi ceux des orteils sont nuls, ceux des pieds très-faibles, et on les arrête sans peine; tandis qu'il faut toute sa force pour empêcher ceux des jambes, et que l'on ne peut s'opposer à ceux des cuisses.

Le goût, l'ouïe et l'odorat, sont intacts; la vue est troublée. M. L... se plaint d'avoir sans cesse des brouillards devant les yeux et il ne peut lire, les lettres lui paraissent confuses. Pas d'altération appréciable des milieux et des membranes de l'œil, pas de strabisme ni de diplopie.

Facultés intellectuelles saines; tendance hypochondriaque très-marquée; impressionnabilité extrême, irascibilité.

Il est impossible, vu l'état dans lequel se trouve le malade, de songer à l'administration de douches ou d'immersions; M. Fleury prescrit des enveloppements dans un drap mouillé, d'une durée de deux heures.

Le premier enveloppement est pratiqué le 11 juillet, à trois heures et demie de l'après-midi, une demi-heure avant le retour présumé de l'accès fébrile; mais la fièvre éclate immédiatement, et l'accès convulsif survient au bout de trois quarts d'heure. Il est plus long que d'ordinaire.

Le 12 juillet. L'enveloppement, pratiqué à deux heures et demie, provoque l'accès fébrile, comme hier; les convulsions durent une heure.

Le 13. Enveloppement à la même heure; même effet. Mais, dès les premiers mouvements convulsifs, le malade est chloroformisé, et tout cesse bientôt. L'anesthésie est complète, même dans les parties hyperesthésiées, et on en profite pour explorer l'abdomen, le foie, la rate, et la colonne vertébrale. La paralysie reste la même pendant la chloroformisation.

Le 14. L'accès fébrile commence spontanément à deux heures; à deux heures et demie, début des convulsions. *Elles sont immédiatement arrêtées au moyen du chloroforme, et l'enveloppement est pratiqué pendant l'anesthésie. M. L... reste deux heures dans le drap mouillé, où il se réchauffe très-bien. On peut considérer l'accès fébrile comme avorté,* car le pouls s'accélère à peine, la chaleur du corps s'élève fort peu, et la période de sueur manque tout à fait; seulement le malade accuse un grand malaise général.

Le 15. A deux heures, accès fébrile. Le malade est soumis aux

inhalations de chloroforme avant le début des convulsions. Au
réveil , il y a un peu d'agitation et de souffrance générale, mais
c'est tout ; l'accès convulsif manque.

Le 16. A une heure , *avant l'apparition de l'accès,* M. L...
est chloroformé, et l'enveloppement est pratiqué aussitôt. À une
heure et demie, le frisson, le malaise et la soif, annoncent le début de la fièvre. A deux heures et quart, les convulsions éclatent
tout à coup, sans les plaintes et les douleurs préliminaires ; après
cinq minutes de durée, elles sont arrêtées au moyen du chloroforme.

Le 17. A une heure, l'accès fébrile débute spontanément.
Aussitôt le malade est chloroformé , *puis enveloppé pendant le
sommeil. Pas de convulsions.*

Le 18. Accès fébrile à une heure. Quelques mouvements convulsifs provoqués, à une heure et demie, par l'attouchement des
parties hyperesthésiées. Chloroformisation ; tout cesse, et le malade est enveloppé pendant le sommeil. Il n'y a pas d'autres
convulsions.

Le 19. A une heure et demie, l'accès fébrile n'est pas encore
venu. Enveloppement ; aussitôt frisson, malaise et soif. *L'accès
convulsif n'a pas lieu, quoique le chloroforme n'ait pas été employé.*

Le 20. Tout se passe comme hier ; *pas de convulsions.*

Le 21. Depuis deux jours, l'appétit, qui avait commencé à renaître, est plus nul que jamais. Ce matin, à neuf heures, après
un très-léger déjeuner, M. L... s'est plaint d'une douleur aiguë
et des plus intenses dans le côté droit du thorax. Un accès convulsif paraissant imminent, le chloroforme a été immédiatement
employé, et cette douleur s'est calmée jusqu'à une heure. Alors
elle s'est fait sentir de nouveau avec les premiers symptômes
de l'accès fébrile ; c'est une douleur semblable à celle que le
malade éprouve pendant les accès convulsifs, ou quand on exerce
quelque pression sur les parties hyperesthésiées ; elle occupe la
presque totalité des parois thoraciques droites, sans prédominer
en un point. D'ailleurs il est impossible de se livrer à aucune

exploration, pas même à l'auscultation, tant le malade redoute le moindre attouchement. A une heure et demie, l'enveloppement est pratiqué : augmentation de la douleur, convulsions imminentes ; nouvelle chloroformisation : tout se calme. Après le réveil du malade, la douleur reparaît au bout d'une demi-heure environ, mais moins forte ; il n'y a pas de convulsions.

*M. L... paraît remuer sensiblement mieux les membres inférieurs.*

Le 22. La fièvre n'a pas paru spontanément à une heure et demie, heure à laquelle l'enveloppement est pratiqué ; un instant après, l'accès fébrile commence ; pas de plaintes *ni de convulsions ; il n'est pas nécessaire d'avoir recours au chloroforme.* La douleur thoracique s'est calmée dans la nuit et a complétement cessé.

Nous avons continué à qualifier de *fébriles* les accès quotidiens ; mais, depuis le 19, ils ne consistent plus qu'en un peu de sensation de froid, une légère agitation accompagnée de soif, et ces phénomènes ne durent guère au delà d'une demi-heure. Ensuite succèdent quelques heures de malaise, sans chaleur, sans accélération du pouls ni augmentation de son ampleur. La période de sueur n'est marquée que par une légère moiteur.

En général, l'état de M. L... est évidemment meilleur. L'appétit est très-faible, mais l'accablement torpide qui suivait les digestions est moindre ; *l'hyperesthésie du tronc diminue sensiblement,* enfin il est certain *que les mouvements des membres inférieurs reprennent de l'énergie.* Ce changement est surtout appréciable pour les pieds et les orteils, qui, à l'arrivée du malade, ne pouvaient exécuter que des mouvements très-limités ou n'en exécutaient pas du tout.

Le 23. A partir d'aujourd'hui, M. Fleury prescrit deux enveloppements quotidiens. L'un a été fait ce matin, à sept heures et demie, sans chloroforme ; M. L... y est resté une heure et demie sans éprouver aucun accident.

Pendant la seconde partie de la journée, il y a de l'agitation et du malaise ; à quatre heures, tout augmente, puis il s'y joint du froid, du frisson et de la soif, comme au début des accès fébriles. A quatre heures et demie, on pratique le second enveloppement, sans le secours du chloroforme; mais, un quart d'heure après, l'agitation est plus grande, et il se produit quelques mouvements convulsifs, qui sont aussitôt calmés au moyen du chloroforme. A cinq heures et demie, à la suite d'une légère contusion des parties hyperesthésiées du tronc, il se déclare un accès convulsif violent, qui cède facilement aux inhalations de chloroforme; mais, pendant toute la soirée, le malade reste très-agité. Notons qu'aujourd'hui la température s'est subitement élevée à + 32° centigrades; l'air est lourd, le temps est accablant, orageux; le soir un orage menace, et éclate violemment pendant la nuit. Tous les malades de l'établissement en ont éprouvé plus ou moins les effets.

Le 24. M. L... est beaucoup mieux qu'hier. On fait un enveloppement le matin, à sept heures; l'autre le soir, à quatre heures, sans chloroforme. Pas de convulsions; après l'enveloppement du soir, un peu de frisson passager, avec soif. Toute la journée a été calme. La paralysie diminue de plus en plus dans les membres inférieurs.

Le 25. Deux enveloppements sans chloroforme, aux mêmes heures qu'hier. Pas d'accès convulsifs. Comme hier, il y a eu un peu d'agitation et de soif passagères après l'enveloppement de quatre heures.

Amélioration générale très-marquée; l'hyperesthésie des parois thoraciques et abdominales est moindre. Tous les mouvements des membres inférieurs sont beaucoup plus complets et plus énergiques; *ceux des pieds et des orteils sont à peu près normaux quant à l'étendue,* mais non sous le rapport de l'énergie, car ils restent encore très-mous. D'ailleurs l'énergie des contractions volontaires est toujours d'autant plus grande qu'on se rapproche davantage de la racine des membres. La station debout et la marche sont encore impossibles; les jarrets fléchissent sous le poids du corps.

L'appétit est meilleur; les papilles de la langue sont moins saillantes et moins rouges ; le travail de la digestion ne provoque plus qu'un peu de somnolence. La figure est moins abattue , plus expressive.

Les 26 et 27. Deux enveloppements chaque jour , *sans accès convulsif ni fébrile.*

Le 28. M. Fleury prescrit une immersion d'une minute dans une baignoire pleine d'eau froide ; le soir, nouvelle immersion de deux minutes. *Pas le moindre mouvement convulsif ou fébrile.*

Les 29, 30 et 31. Les immersions ont été continuées ; *il n'y a eu ni accès convulsif ni accès fébrile.*

1er août. Une douche générale en jet est administrée le matin et le soir sans aucun accident. L'état général s'améliore beaucoup ; l'hyperesthésie diminue toujours , tous les mouvements des membres inférieurs acquièrent de l'énergie. Depuis deux jours, le malade essaye de se tenir debout en se cramponnant avec les mains, et il y parvient, mais pour un temps fort court ; il ne peut exécuter aucun mouvement de marche, un seul membre ne suffisant pas à soutenir tout le poids du corps pendant que l'autre est poussé en avant.

Aujourd'hui encore, deux douches. L'emploi des moyens hydrothérapiques constitue maintenant tout le traitement ; il n'a pas été nécessaire d'avoir recours au chloroforme depuis le 23 juillet.

Le 3. *Hier au soir, M. L... a pu se tenir debout sans appui ; ce matin il a commencé à faire quelques pas, et ce soir il peut traverser seul toute sa chambre.*

Le 4. Rien de plus remarquable que la rapidité des progrès de M. L... Après quelques essais, il s'est trouvé assez fort sur ses jambes pour quitter sa chambre. Il s'est promené au jardin, est venu seul à table et aux douches ; sa démarche est même très-assurée. L'hyperesthésie du tronc va toujours en diminuant ; les membres inférieurs ne sont plus, en aucun point, insensibles aux piqûres d'épingles. *Il n'est plus question des accès fébriles ni des accès convulsifs.*

Une douche en pluie et la douche mobile en jet, soir et matin.

Le 6. Aujourd'hui le malade a été, en se promenant, de Bellevue au château de Meudon, et est revenu seul ( environ 2 kilomètres ). Il marche presque continuellement et ne se plaint plus que d'un peu de faiblesse; sa démarche n'indique plus rien de la paralysie, presque complète, dont il était atteint il y a quelques jours encore. L'appétit reste faible, surtout le matin; cependant M. L... reprend de l'embonpoint et des couleurs.

Le 10 octobre. Depuis cette époque, l'état de M. L... a toujours été en s'améliorant. Les membres inférieurs ont repris toute leur force, l'hyperesthésie du tronc a tout à fait disparu; l'appétit est devenu plus vif, au moins le soir; le teint s'est coloré et le corps a pris un peu d'embonpoint. Le souffle carotidien a complétement disparu. L'état de mal-être et de somnolence, autrefois produit par la digestion, est devenu de plus en plus court et rare. Il y a encore plusieurs accès convulsifs, *à l'occasion de quelques excès de fatigue ou de quelques contrariétés,* mais à des intervalles toujours plus longs, et le dernier a eu lieu il y a cinq semaines. *Quant à la fièvre, elle n'a pas reparu.*

Le malade se considère comme guéri, et veut retourner dans sa famille et dans son pays ( Fresselines, Creuse ), pays fiévreux et malsain. On l'exhorte à ne pas commettre une semblable imprudence; on lui démontre que sa guérison n'est point suffisamment consolidée, que son système nerveux n'est point suffisamment raffermi; on lui prédit une rechute. Mais il résiste à toutes les instances, et quitte Bellevue le 11 octobre.

(Observation recueillie par M. le D<sup>r</sup> Landry.)

Nos prévisions ne se sont que trop réalisées; le père du jeune malade nous écrivait, à la date du 2 décembre :

« Pendant le premier mois, mon fils a joui de toutes ses facultés, sans éprouver aucun accident; mais, depuis environ trois semaines, il éprouve tous les jours, à onze heures et à quatre heures, c'est-àdirc après les repas, un état d'anéantissement qui parfois se termine par une crise convulsive, que l'on calme par le chloroforme. Les jambes sont moins fortes, et le corps commence à devenir douloureux. *La fièvre n'a pas reparu.*»

De quelle manière les phénomènes morbides si nombreux, si variés, qui se sont manifestés successivement chez M. L... doivent-ils être envisagés et rattachés les uns aux autres, au point de vue de la pathogénie?

Les troubles de la motilité et de la sensibilité doivent-ils être rapportés à la fièvre intermittente? Cette fièvre, déjà si remarquable par sa périodicité annuelle sous le type tierce d'abord, quotidien ensuite, est-elle un exemple de ces *fièvres convulsives, paralytiques,* dont parlent quelques auteurs (1)? — Je ne le pense pas, et si l'on veut bien remarquer que les accès fébriles ont eu lieu, pendant quatre ans et demi, sans être accompagnés d'aucun des troubles en question; qu'aujourd'hui ces troubles tendent à se reproduire, *la fièvre n'ayant pas reparu;* que les accidents convulsifs, bien que constamment déterminés par les accès fébriles, se montraient néanmoins en dehors de ceux-ci, sous l'influence de causes diverses, et spécialement sous l'empire des émotions morales, l'on adoptera sans doute mon opinion, et l'on admettra qu'il existait

---

(1) Voir *Compendium de médecine pratique,* t. V, p. 336.

chez M. L.. *deux états morbides*, réagissant sans doute l'un sur l'autre, mais étant, par le fond, complétement indépendants l'un de l'autre : une fièvre intermittente, et une maladie caractérisée par des troubles de la motilité et de la sensibilité, — maladie dont il nous reste à déterminer la nature.

Or on peut tout d'abord écarter l'existence d'une lésion de la moelle épinière ; l'intégrité des fonctions de défécation, des fonctions génito-urinaires, et, par-dessus tout, la marche de la maladie, rendent superflue toute discussion à cet égard.

On ne saurait admettre davantage une paralysie musculaire ascendante chloro-anémique ; l'intégrité de l'irritabilité musculaire et la manifestation spontanée de mouvements convulsifs dans les membres paralysés s'y opposent impérieusement.

Ce diagnostic par exclusion nous conduit à un résultat prévu ; et si l'on veut bien, d'un autre côté, se rappeler les sensations accusées par le malade, de *constriction thoracique*, de *boule remontant du bas-ventre vers la gorge ;* si l'on veut tenir compte des douleurs, des cris, des mouvements convulsifs, dont les caractères ont été décrits, l'on pensera peut-être, comme moi, qu'il s'agit ici d'un cas très-curieux d'*hystérie masculine*, et l'on considérera comme des *phénomènes hystériques* l'*hyperesthésie cutanée générale*, les *convulsions*, l'*analgésie*, et la *paralysie du mouvement des membres inférieurs*.

En se plaçant à ce point de vue, il devient aisé de se rendre compte des bons effets du chloroforme,

et de la prompte efficacité de la médication hydrothérapique.

Cette observation présente de particulièrement
remarquable le mode d'action des enveloppements
dans le drap mouillé, combinés avec la chloroformisation.

Ces enveloppements étaient ici les seules applications froides praticables, en raison de l'impossibilité absolue dans laquelle se trouvait le malade de
se mouvoir, de se tenir debout ou assis, et en raison de l'hyperesthésie cutanée, qui ne permettait
pas la plus légère pression, le plus léger choc ; mais,
sans la bienfaisante influence du chloroforme, ils
auraient été rendus impossibles par la violence des
mouvements convulsifs.

Il m'a fallu une confiance basée sur une longue
expérience, pour persister dans des applications
froides qui paraissent provoquer des accès fébriles
et exaspérer la fièvre. Le succès a répondu à mes
prévisions ; et cependant je dois ajouter que M. L...
est le premier malade sur lequel j'ai employé, *pour
le traitement d'une fièvre intermittente*, d'autres procédés hydrothérapiques que les douches générales
et locales, en pluie et en jet.

Notons enfin, comme une circonstance exception-
nelle dans une fièvre d'une aussi longue durée,
l'absence de toute augmentation du volume de la
rate et du foie, et celle d'un état cachectique profond, semblable à celui que l'on observe ordinairement en de pareilles circonstances.

Nous sommes arrivé au bout de notre tâche, et nous croyons l'avoir remplie de manière à porter la conviction dans tous les esprits éclairés et honnêtes. Nous savons bien que Bazile insinuera que si la médication hydrothérapique fait grand bruit de ses succès, elle laisse ses revers dans l'ombre ; mais, quoi qu'en dise le dévot personnage, nous espérons qu'il *ne restera rien* de cette calomnie, en présence de la déclaration suivante.

Depuis le mois de mai 1847 jusqu'au mois d'octobre 1857, 117 malades atteints de fièvre intermittente ont été traités, à Bellevue, par la médication hydrothérapique.

114 ont été guéris de leur fièvre, sans qu'une seule récidive soit parvenue à notre connaissance. Nous disons que 114 malades ont été guéris *de leur fièvre,* parce que cinq ou six sont partis avant la disparition complète d'une complication, telle que l'anémie, l'albuminurie, l'hystérie, etc. (obs. 29, 38, 40).

3 malades, amenés tous trois par notre ami M. Marchal (de Calvi), ont éprouvé une améliora-

tion notable, mais n'ont pas été guéris. Atteints tous trois de fièvre ancienne, rebelle, ayant résisté à toutes les médications, accompagnée d'anémie, de cachexie, d'intumescence considérable de la rate et du foie, ces trois malades, qui auraient dû subir un traitement méthodique de six semaines à deux mois, n'ont pris que très-irrégulièrement quelques douches, pendant quinze jours.

Les 114 fièvres qui ont été guéries avaient été contractées à Paris, à Meudon, à Tours, en Sologne, à Bordeaux, dans la Charente-Inférieure, le Loiret, la Corrèze, et dans plusieurs autres parties de la France ; en Algérie, en Italie et en Espagne.

Sur ces 114 fièvres, 43 étaient *récentes* et avaient de trois jours à trois mois d'existence 71 étaient *anciennes* et avaient de trois mois à six années d'existence.

Sur les 43 fièvres récentes, on compte :
  23 fièvres quotidiennes,
  15 fièvres tierces,
   4 fièvres quartes,
   1 fièvre double-tierce.

Chez les 43 malades atteints de fièvres récentes, les accès fébriles périodiques ont toujours été définitivement coupés par 1, 2, 3, 4 ou 5 douches, au maximum, administrées d'après la FORMULE indi-

quée. Un mois de traitement hydrothérapique, au
maximum, a été nécessaire pour faire disparaître
les autres effets de l'intoxication paludéenne : intumescence de la rate, du foie; anémie, cachexie,
dyspepsie, faiblesse musculaire, etc.

Les 71 fièvres anciennes avaient présenté *au début* les types suivants :

> 39 fois le type quotidien,
> 27 fois le type tierce,
> 5 fois le type quarte.

Dans les retours plus ou moins nombreux de la
fièvre, le type primitif a parfois été conservé, mais
le plus ordinairement divers types se sont succédé, ont alterné, et très-souvent les accès fébriles
sont devenus irréguliers.

Des douches formulées, au nombre de 1 à 5 au
maximum, ont toujours arrêté les accès périodiques; mais ordinairement l'eau froide n'a fait justice des récidives et des accès irréguliers qu'après
avoir ramené la rate et le foie à leurs limites physiologiques. La guérison complète des malades n'a
été obtenue qu'après un traitement dont la durée
a varié entre 1 mois et 6 mois.

En 1848, je terminais mon mémoire sur le traitement hydrothérapique des fièvres intermittentes par les conclusions suivantes :

1° Dans le traitement des fièvres intermittentes récentes, simples, non pernicieuses, les douches froides *peuvent* être substituées au sulfate de quinine.

2° Dans le traitement des fièvres intermittentes anciennes et rebelles, les douches froides *doivent* être préférées au sulfate de quinine.

En 1857, mes conclusions seront quelque peu différentes ;
Je dis aujourd'hui :

1° Dans le traitement des fièvres intermittentes non pernicieuses, de tous les types, de tous les âges, de toutes les origines, la médication hydrothérapique DOIT être substituée au quinquina, au sulfate de quinine, à l'acide arsénieux, à tous les médicaments dits fébrifuges.

2° La médication hydrothérapique est ici la plus rationnelle et la plus sûre de toutes, parce qu'elle oppose une action spéciale, physiologique, et constamment efficace, à chacun des trois ordres de

phénomènes qui caractérisent l'intoxication paludéenne, à savoir : les accès fébriles — combattus
par l'action perturbatrice et antipériodique des douches froides formulées ; les congestions viscérales
— combattues par l'action révulsive et résolutive
des douches froides générales et locales ; la cachexie, l'anémie, — combattues par l'action tonique et reconstitutive des douches froides générales.

«Les inventeurs, a dit M. Bégin (voyez p. 76), si honorables, si judicieux qu'ils soient, sont exposés à des *illusions,* contre lesquelles il sera toujours sage de se prémunir. »

Les documents suivants, empruntés au *Moniteur des hôpitaux* (1), sont destinés à prouver que si nous avons des *illusions,* elles sont partagées par des observateurs 'dont on ne saurait mettre en doute ni le talent ni la sincérité.

Si nous ne tenions pas à observer, plus rigoureusement que ne l'a fait M. Bégin, les égards que l'on se doit entre confrères également honorables, nous dirions que c'est contre les *hallucinations hydrothérapiques* de M. le président du Conseil de santé des armées qu'il sera sage de se prémunir.

---

(1) *Moniteur des hôpitaux,* 1857, n°s 30, 31 et 56.

# DE L'APPLICATION

# DE L'HYDROTHÉRAPIE

## AU TRAITEMENT

## DES FIÈVRES INTERMITTENTES,


Par PAUL BASSET,

Interne des Hôpitaux.


---

Placé en 1855 à l'hôpital Lariboisière, et en 1856 à l'hôpital de la Pitié, dans le service de M. Becquerel, j'ai pu être témoin des applications nombreuses de l'hydrothérapie faites par ce médecin, et basées, la plupart du temps, sur les indications données par M. Fleury dans son *Traité d'hydrothérapie.*

C'est ainsi que le traitement par l'eau froide a été appliqué à un certain nombre d'états morbides différents, et en particulier aux suivants :

La plupart des variétés de l'hystérie, un certain nombre de névroses convulsives, des névralgies de tous genres, le rhumatisme articulaire aigu, les formes diverses et nombreuses du rhumatisme chronique, les paraplégies et en particulier les paraplégies essentielles, les maladies de l'utérus, la maladie de Bright, la fièvre intermittente, et bien d'autres.

Aujourd'hui, en raison de l'actualité de la question, je parlerai seulement des applications de l'eau froide au traitement des fièvres intermittentes ; plus tard j'aurai occasion, dans un second mémoire, de parler de toutes les autres, à l'exception toutefois de la maladie de Bright et des affections de l'utérus, dont M. Becquerel s'est chargé lui-même.

C'est à M. Fleury que l'on doit d'avoir formulé le traitement des fièvres intermittentes par l'eau froide, et c'est à lui que nous n'hésitons pas à en rapporter tout l'honneur.

Voici de quelle manière il formule lui-même son traitement :

« J'ai laissé les accès suivre leur marche; aucun modificateur n'a été mis en usage pendant toute leur durée.

« Pendant l'apyrexie, je n'ai eu recours à aucun agent pharmaceutique, et je me suis abstenu du régime froid, des boissons à haute dose, des sudations, des lotions, des emmaillottements, etc., prescrits par les hydrothérapistes.

« Le traitement a consisté exclusivement en douches froides, administrées une heure ou une demi-heure avant le retour présumé de l'accès, et pendant les jours d'apyrexie.

« Les malades ont reçu simultanément une douche en pluie générale et une forte douche locale, de 3 centimètres de diamètre, dirigée sur la région splénique. »

M. Fleury produit ensuite plusieurs guérisons incontestables de fièvres intermittentes rebelles (11 cas), traitées et guéries par ce moyen. C'est la lecture de ces observations et l'étude du traitement mis en pratique sous ses yeux, à Bellevue, sur quelques malades, qui ont engagé M. Becquerel à répéter les expériences de M. Fleury (1).

Nous diviserons notre travail en quatre sections :

1° Le choix des malades ;

2° Le mode d'administration de l'eau froide ;

3° Le résumé des observations que nous avons recueillies ;

4° Les conclusions auxquelles conduisent nos observations.

----

## I. Du choix des malades.

Le choix opéré parmi les malades admis dans les hôpitaux pour y être traités de fièvres intermittentes domine toute la question de la thérapeutique de cette maladie.

Sous ce rapport, plusieurs cas peuvent se présenter.

----

(1) Tout ceci se rapporte à mon mémoire de 1848 ; les choses étaient bien changées à l'époque de la publication du travail de M. Basset, en 1857.

L. F.

D'abord la fièvre intermittente peut s'être développée à Paris, et sous l'influence des causes inhérentes à cette ville même; telles sont celles qui sévissent quelquefois sur les habitants des bords du canal Saint-Martin et de la Bièvre.

Le développement de ces fièvres, qui se montrent particulièrement sur des ouvriers mal vêtus, mal nourris, mal logés, est favorisé par un travail assidu et sans relâche, et par l'influence des vicissitudes atmosphériques. Ces fièvres guérissent souvent avec une facilité extrême, et quelquefois même sans traitement; il suffit d'une entrée à l'hôpital, de la cessation du travail, du séjour au lit, de conditions hygiéniques meilleures, pour voir les accès disparaître spontanément, presque immédiatement après l'entrée des malades ou seulement quelques jours après.

Chez un certain nombre de ces mêmes sujets, il faut, il est vrai, agir avec un peu plus d'énergie, et un ou deux purgatifs sont nécessaires pour couper les accès et faire disparaître la fièvre.

Dans ces cas divers, si l'on s'était pressé d'administrer, dès l'entrée des malades, un traitement contre la fièvre intermittente, on aurait pu être conduit à attribuer à ce traitement une efficacité qu'il n'aurait pas, et à mettre sur son compte une guérison qui aurait probablement eu lieu sans lui, et comme résultat du repos, de meilleures conditions hygiéniques ou de purgatifs.

Il résulte de là que l'on doit établir comme une

règle dont il ne faut pas se départir, et que M. Becquerel a suivie en cette circonstance : que lorsqu'un individu atteint de fièvre intermittente, surtout contractée à Paris, est admis dans un hôpital, il faut attendre deux ou trois jours, et administrer un ou deux purgatifs. Lorsqu'on aura rempli cette condition, si les accès de fièvre intermittente reviennent et reparaissent avec les caractères qui leur sont propres, on peut leur opposer telle ou telle médication, et être certain, si cette médication guérit, qu'elle leur convenait parfaitement.

Dans une autre série de cas, se trouvent les fièvres intermittentes qui ne sont que la récidive de maladies semblables, contractées dans d'autres localités de la France ou dans d'autres climats.

Ces récidives sont souvent alors le résultat d'une imprudence, d'un refroidissement, d'une émotion morale, d'un excès de travail, etc.

A ces récidives, tout ce que nous avons dit tout à l'heure s'applique parfaitement ; et il ne faut bien souvent que la disparition de la cause, le séjour au lit, un ou deux purgatifs, pour que la fièvre disparaisse complétement. Il faut donc, comme dans le premier cas, lorsque de pareilles fièvres sont admises dans les hôpitaux, attendre avant d'essayer une médication nouvelle. Cependant il est d'observation que les fièvres de cette seconde catégorie ne cèdent pas aussi facilement que les premières, qu'elles résistent au repos et aux purgatifs ; il faut alors administrer quelques doses de sulfate de quinine ou de quinquina, et il est rare alors qu'on ne s'en rende pas maître avec facilité. Ce ne sont pas ces cas qu'il faut encore choisir pour essayer une médication nouvelle ; on pourrait objecter que tout autre traitement aurait également réussi, et qu'il est inutile d'expérimenter une médication souvent active, qui pourrait éprouver le malade un peu vivement, tandis qu'avec quelques doses de sulfate de quinine, on aurait pu facilement faire disparaître les accès.

On ne choisira donc pas ces malades pour expérimenter.

Il y a enfin des individus qui ont gagné des fièvres intermittentes rebelles dans les climats chauds ou dans nos marécages les plus insalubres de France: les uns en Sologne, les autres dans la Dombes, d'autres en Crimée, d'autres en Algérie, d'autres au Sénégal ; ces fièvres intermittentes ont une ténacité déplorable, elles récidivent sans cesse et avec la plus grande facilité. Le sulfate de quinine et le quinquina, qui d'abord permettent de se rendre maître des premières rechutes, finissent par rester impuissants ; on en donne des quantités considérables, on y persévère des semaines et même des mois, et ils n'ont plus qu'une action incertaine. Ces médicaments fatiguent alors l'estomac, produisent des gastralgies intenses, des diarrhées rebelles, et les malades, fatigués, finissent par refuser d'en prendre davantage.

Voilà surtout les cas qu'il fallait choisir pour essayer la médication hydrothérapique.

Les malades, fatigués des médicaments qu'ils ont pris à l'intérieur, ne demandent pas mieux que de laisser employer sur eux une médication nouvelle; ils vont même au devant et favorisent en quelque sorte son application.

M. Becquerel a rencontré quelques-uns de ces cas, et il n'a pas manqué de les soumettre au traitement froid. On conçoit que, chez de pareils malades, la réussite ait une valeur très-grande, et tout autre que celle qu'elle aurait chez les malades que nous avons classés dans les deux premières catégories.

## II. Du mode d'administration.

M. Fleury, comme nous l'avons vu, fait administrer immédiatement avant l'accès, et à l'instant le plus rapproché possible de son début, deux douches froides simultanées : l'une en pluie, dirigée sur tout le corps; l'autre, avec un jet d'un diamètre de 3 centimètres, dirigée spécialement sur la rate. Nous n'avons rien à objecter contre ce mode d'administration, il convient surtout aux individus qui ont la rate grosse et développée; mais il est un certain nombre de cas dans lesquels la rate n'est pas sensiblement plus volumineuse qu'à l'état normal. Nous ne pensons pas, sans toutefois préjuger en rien les idées de localisation de la fièvre intermittente, que chez ces seconds malades il y ait lieu d'appliquer régulièrement le traitement. La prescription consistait alors à ordonner immédiatement, ou le plus près possible de l'accès, deux douches froides simultanées, l'une en pluie, la seconde en jet, cette dernière promenée sur tous les points du corps et dirigée cependant plus particulièrement vers la région splénique.

Nous ferons observer ici, en passant, que les douches en jet de l'hôpital Lariboisière et de la Pitié n'ont jamais eu 3 centimètres de diamètre, mais un seul; de plus, leur énergie n'est pas tout à fait aussi grande que celle de la douche employée par M. Fleury dans l'Établissement de Bellevue; celle de l'hôpital de la Pitié, actuellement changée du reste, était moins énergique que celle de l'hôpital Lariboisière. Nous avons dû faire ces observations, parce que si l'on a réussi avec de tels éléments de traitement, on aurait bien mieux réussi encore avec un outillage plus complet et des douches plus convenablement organisées.

La durée des deux douches était de deux minutes au moins, de trois au plus. Les malades étaient immédiatement essuyés avec une toile un peu dure, non chauffée; on les faisait, autant que possible, habiller rapidement et exécuter une petite promenade; si, à cause de la mauvaise saison, cette condition ne pouvait être remplie, on les reportait immédiatement dans un lit bien chauffé.

Une dernière observation : par suite de la négligence assez commune parmi les infirmiers des hôpitaux de Paris, il est arrivé souvent que malgré les réclamations instantes des malades eux-mêmes, on ne les a pas conduits à la douche dans l'instant convenable prescrit par le médecin, et l'on a attendu le commencement du frisson. Cette observation est d'autant plus importante à faire, que malgré cette chance d'insuccès encore, on a réussi.

Aucune autre espèce de médication froide, que ces deux douches simultanées, n'a été employée dans les expérimentations dont nous allons maintenant rendre compte.

---

### III. Observations.

Obs. I. — Legrain (Marie), âgée de 18 ans, couturière, entrée à l'hôpital de la Pitié le 12 février 1856. Jeune fille placée dans de bonnes conditions hygiéniques et bien nourrie. Elle habite Paris depuis dix-huit mois ; elle est née et a habité jusque-là dans le Jura, où elle a contracté des fièvres intermittentes antérieures. Réglée à 15 ans pour la première fois, elle a vu la menstruation devenir très-irrégulière à partir de l'invasion des fièvres intermittentes.

La première invasion de fièvre intermittente eut lieu il y a trois ans, dans son pays ; elle présentait le type tierce bien caractérisé ; elle se montra avec une telle intensité et une ténacité tellement grande, qu'elle dura d'une manière à peu près constante pendant six mois. Elle fut bien traitée ; mais, malgré la répétition du sulfate de quinine, les accès reparaissaient toujours quelques jours après avoir été coupés.

La deuxième invasion eut lieu il y a un an, à Paris; la fièvre intermittente fut encore tierce. Elle dura trois mois, dans les mêmes conditions que la précédente, c'est-à-dire qu'on s'en rendait maître avec du sulfate de quinine; mais, quelques jours après, elle récidivait.

La troisième invasion, celle pour laquelle la malade est entrée à l'hôpital, remonte à dix jours; elle a eu cinq accès avant son entrée.

Le **19**, à la visite, elle nous présente tous les attributs d'une anémie d'une médiocre intensité; sa figure est un peu pâle et légèrement jaunâtre; elle se plaint de gastralgie et d'une constipation habituelle; elle accuse des palpitations, de la dyspnée, par la marche et l'ascension; un bruit de souffle existe au premier temps du cœur, à la base, et se prolonge d'une manière intermittente dans les carotides. La rate a conservé sa forme et son volume normal; la région splénique n'est pas douloureuse.

L'accès est survenu ce jour-là à quatre heures du soir; il a été caractérisé par des frissons, de la chaleur et des sueurs qui, commencées à huit heures du soir, se sont prolongées une partie de la nuit.

On laisse reposer la malade jusqu'au **22**, jour auquel on lui administre un purgatif (eau de Sedlitz à **45** gr.).

Le **23**, la fièvre revient avec les mêmes caractères et une notable intensité.

Le **25**, on commence le traitement hydrothérapique, qui se compose de deux douches froides simultanées, administrées à trois heures du soir.

*Dès le premier jour, la fièvre est coupée complétement, et il n'y a aucune trace de l'accès.*

M. Becquerel fait continuer pendant huit jours de suite et à la même heure (trois heures) le même traitement. Aucun accès ne reparaît; la malade sort de l'hôpital complétement guérie et enchantée du traitement. On n'en a pas entendu parler depuis.

 Obs. II. — Maille (Joseph), âgé de 55 ans, né à Paris, journalier, entré le **31 mars 1856**. Cet homme est placé dans des conditions hygiéniques assez mauvaises. En **1829**, il partit pour l'Afrique comme soldat, et habita Oran et Alger pendant quatre ans. Durant son séjour dans ce pays, il fut pris de fièvres intermittentes revenant tous les deux jours, qui durèrent trois semaines ; le sulfate de quinine les fit disparaître. Après ces quatre ans, en **1833**, il revint en France, où il resta, sans ressentir d'accès de fièvre, jusqu'en **1839**. A cette époque, il retourna en Afrique, où il séjourna jusqu'en **1841**. Cette fois il n'eut pas de fièvre, mais il fut pris d'une ophthalmie dont il a parfaitement guéri.

En **1841**, de retour à Paris, ayant quitté l'état militaire, sa santé était bonne et sa constitution robuste ; il devint homme de peine, et gagnait assez bien sa vie.

Au mois de mai **1855**, il retourna comme colon en Afrique, et y exerça la profession de jardinier à Staoueli ; au bout de six mois, il fut occupé à des travaux à la Reghaïa, et restait une partie de la journée dans un marais considérable, ayant de l'eau au-dessus des genoux. Là il fut repris des fièvres intermittentes, qui n'étaient pas bien réglées. Il entra à l'hôpital d'Alger, et y resta une vingtaine de jours ; il en sortit se croyant guéri ; mais, depuis le mois de novembre **1855** jusqu'au mois de février **1856**, il fut obligé d'y rentrer à cinq ou six reprises différentes. Enfin, le **15** février, d'après les conseils des médecins, il revint en France et y rapporta la fièvre. Obligé de rester quelque temps à l'hôpital de Lyon, il n'arriva à Paris que le **22 mars**. Depuis son arrivée dans cette ville, la fièvre a continué.

Le premier accès parut le **24** du mois ; il n'en ressentit aucune atteinte les jours suivants. Le **28**, paraît le deuxième accès, et le **31**, jour de son entrée, le troisième.

Le **1er** avril, le malade est pâle, le teint un peu jaunâtre ; ses forces sont diminuées, il est notablement amaigri. Le tube digestif ne présente aucune altération ; la rate est développée et notablement plus volumineuse qu'à l'état normal ; le foie ne l'est pas. Le cœur présente un bruit de souffle au premier temps à la base ; il n'existe aucun souffle dans les carotides.

D'après les renseignements donnés par le malade, M. Becquerel prescrit de commencer le traitement le 2 avril, jour de l'accès de fièvre, qui devait reparaître à onze heures du matin.

Ce traitement consiste dans les deux douches froides simultanées : une en pluie et une en jet sur toute la surface du corps, mais spécialement sur la région splénique.

Ce jour-là, le traitement n'empêcha pas le développement de l'accès de fièvre, *qui toutefois est moins fort.* On continua le traitement à la même heure (dix heures) le 3 et le 4.

Le 3, il n'y a aucun accès.

Le 4, l'accès reparaît malgré le traitement, mais plus faible que celui du 2.

Le 6 et le 8, les accès continuent de paraître ; *il n'y a pas de frissons et la chaleur arrive de suite, les sueurs sont peu abondantes.*

Le 10, *l'accès ne se montre pas.* On continue le traitement du 10 au 28, et aucun accès ne reparaît désormais.

Le malade sort le 30 avril dans un excellent état.

Le 6 mai, ayant fait dix lieues à pied la veille, il éprouve une rechute et rentre à l'hôpital le 9. Dès le 10, on le soumet de nouveau au traitement par les douches froides ; on les continue huit jours, et aucun accès ne reparaît. Il sort huit jours après, sans avoir éprouvé de nouveaux accès.

Nous n'en avons pas entendu parler depuis.


Obs. III. — Samson (Pierre), âgé de 36 ans, profession de tanneur, entré à l'hôpital de la Pitié le 14 mars 1856.

Conditions hygiéniques assez médiocres.

Cet homme habite Paris depuis dix jours, il y est arrivé malade ; sa santé a toujours été bonne pendant son séjour en France, et pendant quatre ans qu'il passa, de 1844 à 1848, dans l'Afrique septentrionale. Parti de nouveau pour l'Afrique à la fin de 1853, il y fut pris, en 1854, de la dysentérie ; il est resté quatre-vingtquatorze jours à l'hôpital; une fois sorti, il fut encore près de deux mois à se rétablir complétement. A cette époque, il gagnait bien sa vie, se nourrissait bien, et logeait dans un endroit sain. Mais, n'ayant plus d'occupation, il fut obligé d'aller travailler à la Reghaïa, au milieu des marais, et de loger dans cet endroit malsain; il était occupé à dessécher un marais entretenu par une rivière qui va se jeter dans la mer, et qui, lors du reflux ou d'une légère tempête, verse son trop-plein dans le marais. Le malheureux travaillait depuis le matin jusqu'à dix heures, ayant de l'eau jusqu'au-dessus des genoux, se reposait vers le milieu du jour, à cause de la trop grande chaleur, puis se remettait à ses travaux malsains depuis deux heures jusqu'au soir. Après deux mois de ce travail, le 8 juillet 1855, il est atteint de fièvre intermittente : les accès étaient quotidiens et revenaient tous les jours, à onze heures du matin; ils duraient jusqu'à quatre heures du soir.

Il resta deux mois malade; on le traita par le sulfate de quinine; il quitta l'hôpital d'Alger, guéri.

Cinq jours après être retourné à son travail, la fièvre le reprit et ne le quitta plus; alors le médecin en chef de l'hôpital d'Alger le renvoya en France.

Depuis son retour, il fut obligé de s'arrêter à Marseille cinq jours, à Valence quatorze jours, à Tonnerre un mois, pour se rendre maître de la fièvre, qui le quittait et le reprenait continuellement.

Pendant tout ce temps, il fut traité par le sulfate de quinine, qui arrêtait les accès, mais ne le guérissait pas radicalement. Arrivé à Paris le 5 mars, il fut repris aussitôt de la fièvre, et il est entré à l'hôpital le 14 mars, après avoir eu la veille des vomissements et de la diarrhée.

*État actuel* le 15 mars. Bon état général des forces. Décubitus variable; teint jaune, cachectique; bon appétit.

Intégrité du tube digestif, du cœur et de la poitrine. La rate est fortement hypertrophiée; l'accès de fièvre, qui reparaissait tous les jours, à huit heures du matin, depuis son retour à Paris, ne reparut plus qu'à six heures du soir le jour de son entrée à l'hôpital, et dura cinq à six heures. A la visite, le pouls est calme, bat 60 pulsations. Les accès reparaissent à la même heure, c'est-à-dire de quatre à six heures du soir, les jours suivants.

*Traitement.* La quinine ayant toujours échoué, M. Becquerel résolut d'appliquer le traitement hydrothérapique, et il prescrivit les deux douches froides simultanées une demi-heure avant l'accès ; l'une en pluie sur tout le corps, la deuxième en jet sur la rate et le reste du corps.

Le 15 mars, le malade prend sa première douche ; *pas d'accès de fièvre.*

Le 16, *on oublie de donner les douches ; l'accès reparaît* aussi caractérisé, cependant il y a peu de frisson.

Le 17, la douche est donnée, et la fièvre ne vient pas.

Du 18 au 22, on continue le même traitement ; la fièvre ne reparaît pas.

Le 22, suppression momentanée des douches ; la fièvre reparaît.

Le 23, on les reprend à onze heures du matin.

Du 24 mars au 3 avril, on continue les douches ; les accès ne reparaissent pas.

La rate diminue notablement de volume. Ce jour-là, le malade accuse un peu de toux et il présente des signes d'une bronchite légère, qui engage M. Becquerel à suspendre momentanément les douches.

Du 3 au 15 avril, le malade est gardé à l'hôpital ; on soigne sa bronchite, et aucun accès ne reparaît. Le 15 avril, il quitte l'hôpital sur sa demande, ne présentant aucun trouble de la santé qu'une légère anémie.

Obs. IV. — Casteran (Jean), âgé de 18 ans, garçon maçon, entré le 24 juin 1856, habite Paris depuis le 2 mai.

Cet homme, malade depuis le 19 mai, est entré à l'Hôtel-Dieu à cette époque ; il y éprouva des accès de fièvres intermittentes qui furent traités par le sulfate de quinine. Il en sortit complétement guéri le 28. A sa sortie, il reprit son travail, et onze jours après, il était obligé d'entrer à la Charité pour de nouveaux accès de fièvre. Il en sortit le 17 juin, se croyant guéri, resta cinq jours chez lui sans travailler, entra enfin à l'hôpital de la Pitié le 24 juin.

*État actuel* le 25 juin. Le malade est pâle, décoloré, dans un état de faiblesse assez grand ; il existe au cœur, à la base et au premier temps, un bruit de souffle très-fort, se propageant dans les carotides ; le pouls est faible, régulier ; il n'y a pas de fièvre. Il se plaint de céphalalgie, d'étourdissements, et de gastralgie ; le tube digestif ne présente pas d'altérations ; la rate a conservé son volume normal.

Les accès de fièvre sont quotidiens ; ils reviennent le soir, et sont nettement caractérisés par du frisson, de la chaleur, et des sueurs qui persistent une partie de la nuit. On laisse le malade reposer les 25, 26, 27 et 28 juin ; les accès persistent. On commence le traitement froid, c'est-à-dire les deux douches froides simultanées, qui sont administrées tous les jours, à cinq heures, heure présumée du retour de l'accès.

*Dès le premier jour du traitement, l'accès ne revient pas.* On continue les douches huit jours sans interruption ; on les cesse au bout de ce temps : aucun accès ne reparaît, et le 12 juillet, le malade, toujours un peu anémique cependant, quitte l'hôpital. Nous n'en avons pas entendu parler depuis.

Obs. V. — Massot (Martin), âgé de 23 ans, tailleur, est entré à l'hôpital de la Pitié le 11 août 1856. Cet homme est arrivé tout récemment à Paris ; il est tombé malade depuis le 24 juin.

Il se nourrit bien habituellement, et est placé dans d'assez bonnes conditions hygiéniques.

Cet homme, d'une santé habituellement assez bonne, a été occupé, aux environs de Blois, aux inondations ; son travail dura du 22 mai au 24 juin, époque à laquelle il fut pris d'une fièvre intermittente à forme tierce. Il entra à l'hôpital de Blois le 25 juin ; il y fut traité par le sulfate de quinine, et au bout de dix jours, il sortit guéri.

Dix jours après sa sortie, il fut repris des mêmes accès, et la même médication permit de s'en rendre maître; il sortit guéri. Il revint à Paris le 20 juillet, et le 28, il était repris de fièvre, qu'il traita cette fois lui-même, par le sulfate de quinine. La fièvre ayant encore récidivé, il se décida à entrer à l'hôpital le 11 août.

*État actuel* le 12 août. La face est jaune, elle présente le cachet de l'anémie paludéenne. Il existe un bruit de souffle à la base et au premier temps du cœur, il se prolonge dans les carotides; il n'y a aucune infiltration des jambes. La rate est un peu hypertrophiée; les accès de fièvre reviennent tous les deux jours, à sept heures du matin : ils sont bien caractérisés et durent une partie de la journée.

Le 13 et le 15, les accès de fièvre reviennent.

Le 17, cinq jours après son entrée, on commence le traitement hydrothérapique : deux douches froides simultanées, à six heures du matin. Le premier jour du traitement, l'accès de fièvre n'est pas coupé par les douches froides ; on les continue les jours suivants. Le 19, l'accès ne revient pas. On continue le traitement huit jours ; l'accès ne reparaît pas. Le malade sort complétement guéri le 30 août.

Obs. VI. — Guichamond (Henri), âgé de 26 ans, maréchal, est entré à la Pitié le 3 août. Cet homme habite, dans le département de l'Yonne, une contrée peu marécageuse, mais dans laquelle règnent un assez grand nombre de fièvres intermittentes. Cet homme habite Paris depuis trois semaines; il y est placé dans de bonnes conditions hygiéniques; il est bien logé, bien vêtu, et se nourrit bien. Sa santé antérieure paraît avoir été excellente : il n'a pas eu de fièvres intermittentes dans son pays; cependant, cinq ou six jours après son arrivée à Paris, il fut pris d'accès de fièvre intermittente, revenant tous les jours, de quatre à six heures du soir. Cet homme attribue sa maladie à ce qu'habitant rue des Marais, près le canal Saint-Martin, il est allé y prendre un bain froid de une heure et demie de durée. Trois ou quatre jours après, l'accès de fièvre intermittente se montra et dura une partie de la nuit; trois jours après, il entra à l'hôpital.

A son entrée, on constate un assez bon état général. Cet individu ne présente aucune trace d'un état anémique : le tube digestif est à l'état normal ; le cœur, les poumons, ne présentent aucune lésion organique ni aucun symptôme appréciable ; la rate est tout à fait à l'état normal.

Le 4 août, on administre un purgatif; le 5, on laisse reposer le malade. Le 6, on commence le traitement froid à quatre heures du soir, et on administre les deux douches froides simultanées, d'après la méthode habituelle. Le 6, l'accès n'est pas modifié ; le 7, il est très-faible ; le 8, il manque complétement. On continue le traitement les jours suivants ; aucun accès ne reparaît. Le malade sort complétement guéri le 17 août.

OBS. VII. — Picard (Louis-Amédée), âgé de 26 ans, peintre, demeurant rue de Bièvre; entré à l'hôpital le 7 janvier 1857, et couché au n° 22 de la salle Saint-Raphaël.

Ce homme habite Paris depuis sept mois, se nourrit bien, loge dans un endroit sain, et paraît avoir une bonne constitution.

Picard, étant en Afrique, a été atteint cinq ou six fois de fièvre intermittente ; toutes les fois qu'il allait en expédition, il avait des accès que l'on combattait par le sulfate de quinine. Au dernier, il fut pris d'une inflammation d'intestins, qui engagea le médecin de l'hôpital de Mascara à suspendre ce médicament, et Picard fut soumis à un traitement dont il ne peut indiquer la nature.

Picard est rentré en France le 11 avril 1846, et jusqu'au 5 janvier 1857, il n'a pas eu d'accès. Ce jour-là, chargeant un tombereau et étant tout en sueur, il s'arrêta de travailler et resta exposé à la pluie ; le soir, il eut du frisson et ressentit de la courbature générale.

Le 6, Picard veut se lever; mais bientôt il est obligé de se recoucher, et à deux heures de l'après-midi, il survient du frisson, suivi de chaleur et de sueur, c'est-à-dire qu'un véritable accès de fièvre intermittente a lieu.

Le 7, jour de l'entrée à l'hôpital, pas d'accès; il existe un point douloureux dans l'hypochondre gauche, la rate est volumineuse; bruit de souffle intermittent au cœur et dans les carotides.

Le 8, accès fébrile moins prononcé que celui du 6. On administre un purgatif.

Le 10, l'accès s'est montré à deux heures; le point de côté a disparu.

Le 12, l'accès a de nouveau lieu à deux heures; et il est plus violent que celui du 10.

M. Becquerel prescrit le traitement hydrothérapique.

Le 14. Le malade prend pour la première fois une douche en pluie sur tout le corps, et en même temps un douche en jet; l'accès n'a pas lieu.

Les 15, 16, 17, 18, 19 et 20, le traitement hydrothérapique est continué; *la fièvre n'a pas reparu;* l'appétit est revenu, et le malade assure qu'il se sent parfaitement bien.

Des douches sont encore administrées les **21, 22, 23, 24, 25,** et Picard sort complétement guéri le **26 janvier.**

Nous venons de rapporter sept observations recueillies à l'hôpital de la Pitié; pour être complet, il faudrait rapporter également quatre observations de fièvres intermittentes admises, au commencement de l'année 1855, à l'hôpital Lariboisière, dans le service de M. Becquerel, et traitées par ce médecin au moyen de la médication hydrothérapique.

De ces quatre faits, les trois premiers étaient:

1° Une fièvre intermittente contractée en Afrique, et persistant avec une ténacité déplorable;

2° Une fièvre intermittente contractée en Sologne;

3° Une fièvre intermittente parisienne, reflet d'accidents de même nature, contractés, à une époque antérieure, dans une localité marécageuse.

Ces trois malades, dont l'un avait la rate développée, ont présenté les mêmes conditions que les sept dont nous venons de rapporter les observations : ils guérirent ; mais tous voulurent quitter l'hôpital quelques jours après, dès qu'ils se sentirent dans un état satisfaisant.

Il eût été à désirer de pouvoir rapporter complétement ces faits intéressants, malheureusement il m'a été absolument impossible pour l'instant de retrouver les observations. Quant au quatrième fait, qui est certainement le plus curieux, grâce à quelques notes conservées par M. Becquerel, et qu'il a bien voulu me communiquer, je suis en mesure de le faire connaître.

Il s'agit d'une fièvre intermittente des mieux caractérisées, contre laquelle le sulfate de quinine échoua de la manière la plus complète, tandis que l'eau froide réussit d'une manière merveilleuse.

Obs. VIII. — Hallouthéry (François), âgé de 20 ans, menuisier, originaire du Loiret, entre à l'hôpital Lariboisière, salle Saint-Charles, n° 15, le 5 juin 1855.

Ce jeune homme, d'une bonne constitution, quoique un peu maigre, habite Paris depuis un an. Il gagne assez bien sa vie ; se nourrit comme les ouvriers, tout en mangeant de la viande tous les jours. Son habitation est convenable.

Il n'a aucun autre antécédent morbide que des fièvres intermittentes contractées dans le pays qu'il habitait et où elles étaient endémiques.

Il en fut atteint à deux reprises ; elles furent longues et tenaces ; néanmoins il put en être débarrassé.

Depuis son arrivée à Paris, il n'accuse aucune maladie. Depuis six à sept jours, ce jeune homme est tombé malade ; un frisson semble avoir marqué le début. Depuis quelque temps, il accuse de la céphalalgie, quelques étourdissements, de la lassitude et de la courbature. Il n'y a pas eu d'épistaxis. La figure est animée, un peu rouge ; la peau chaude ; le pouls assez fort, médiocrement développé, bat 88 fois par minute ; le malade ne tousse pas. Il n'y a aucune modification à la percussion ni à l'auscultation. La langue est couverte d'un enduit blanc, saburral, humide ; la soif est augmentée, l'appétit diminué ; le ventre ne présente pas de développement, il est indolent ; aucune tache n'existe ; il y a de la constipation.

M. Becquerel diagnostique, le premier jour, fièvre continue simple (*synocus simplex*) ; il prescrit un vomitif, et le lendemain un purgatif ; pour boisson, limonade ; diète absolue.

Le troisième jour de l'entrée, l'état est presque identiquement le même, seulement le malade parle pour la première fois d'une exacerbation notable qui débuterait tous les jours, vers les deux ou trois heures après midi, par un frisson dans le dos qui aboutirait à une chaleur vive et âcre de la peau, et à une sueur qui ne se terminerait guère que vers les dix ou onze heures du soir.

Je pus confirmer, dès le même jour, l'exactitude du rapport du malade, et, sur ce que je lui en dis, M. Becquerel, dès le 10 juin (cinquième jour), prescrivit 0,60 de sulfate de quinine en trois pilules, une à six heures, une à huit heures, et une autre à dix heures du matin.

Le traitement fut continué le 10, le 11, le 12 ; aucun changement n'eut lieu.

Le 13, M. Becquerel porte la dose de sulfate de quinine à 0,75, en trois pilules, aux mêmes heures également.

Le 13, le 14, le 15, cette médication continuée laisse le malade absolument dans le même état ; même fièvre, mêmes signes d'embarras gastrique, même exacerbation régulière et intense, pendant laquelle le pouls bat 115 et 120, et plus fort que le matin ; même terminaison le soir par des sueurs abondantes.

Le dose de sulfate de quinine est élevée à 1 gramme, que le

malade prend pendant huit jours consécutifs, sans en éprouver la moindre amélioration ; il accuse seulement de la céphalalgie, des vertiges et des bourdonnements d'oreille.

Après ces quinze jours d'administration persistante du sulfate de quinine et de son insuccès si constant, M. Becquerel, de guerre lasse, y renonce, et il se décide, plutôt comme essai que par conviction d'un succès probable, à essayer la médication hydrothérapique.

A une heure, on fait administrer au malade les deux douches froides simultanées, une en pluie sur tout le corps, une en jet énergique, également promenée sur tout le corps, mais fixée plus particulièrement sur la région splénique, malgré l'absence de développement de la rate. *Dès le premier jour, la fièvre continue rémittente disparaît d'une manière absolue.* L'exacerbation ne se produit pas; à quatre heures, je trouve le malade sans fièvre et la peau fraîche. On continue les douches froides trois jours de suite; l'amélioration ne se dément pas, aucune fièvre ne reparaît.

M. Becquerel voulait conserver ce malade un certain nombre de jours à l'hôpital, d'abord pour continuer le traitement hydrothérapique au moins une semaine, ensuite pour examiner si une récidive n'aurait pas lieu ; le malade se sentait tellement bien et était dans un état si satisfaisant, que rien ne put le retenir, et qu'il voulut absolument sortir le 25 juin.

Nous lui avons recommandé de venir nous trouver s'il était pris de quelques accidents; il nous le promit, mais nous n'en avons pas entendu parler, de sorte que nous ne pensons pas qu'il y ait eu de récidive.

Les détails dans lesquels nous sommes entré à l'égard de cette observation nous dispensent de l'analyser d'une manière particulière; les faits sont tellement évidents, qu'ils frappent les esprits les moins clairvoyants.

### IV. Conclusions.

En lisant les observations que nous venons de rapporter en les abrégeant autant que possible, on ne peut faire autrement que d'être frappé des circonstances qu'elles présentent, et des effets rapides de la médication hydrothérapique.

Ce sont, en ne tenant compte que des malades admis à l'hôpital de la Pitié, sept cas de fièvre intermittente bien nette, bien caractérisée, et, en général, intense, développés chez six hommes et une femme. *Trois* étaient des fièvres intermittentes contractées en Afrique ; *une* la suite du travail dans les terrains inondés des environs de Blois ; *une* contractée sur les bords du canal Saint-Martin ; *deux* enfin qui étaient les récidives de fièvres paludéennes contractées dans d'autres localités.

Aucune de ces fièvres ne s'arrêta sous l'influence du repos à l'hôpital et de l'emploi de purgatifs ; deux seulement, en raison de l'état des malades et de l'ancienneté de l'affection, furent mises au traitement dès leur entrée. Quatre de ces malades, mais deux surtout à un plus haut degré, présentaient tous les caractères d'une cachexie paludéenne bien caractérisée. L'existence de cette anémie ou de cette cachexie rend les guérisons, en pareille circonstance, beaucoup plus remarquables que les autres, car ces sortes de fièvres sont en général extrêmement rebelles.

Sur ces six malades, cinq seulement avaient la rate hypertrophiée; chez un seul, elle est devenue très-volumineuse.

Le traitement fut le même dans tous les cas, c'est-à-dire deux douches froides simultanées, administrées pendant deux ou trois minutes; l'une de ces douches était en pluie, l'autre en jet. Ces deux douches étaient données à l'instant le plus rapproché possible de l'accès, c'est-à-dire de quinze minutes à une heure avant. Une fois la douche fut administrée quand le frisson était déjà commencé; le frisson s'arrêta et l'accès avorta. Chez un second, la période de chaleur était commencée quand on administra la douche; elle fit également avorter l'accès.

Le résultat fut immédiat pour quelques-uns; *dès la première douche, la fièvre était coupée pour ne plus reparaître;* chez d'autres, ce n'est qu'à la seconde ou à la quatrième que l'accès disparut pour ne plus revenir.

Chez un malade, l'on interrompit la douche le lendemain du jour où la fièvre avait été coupée: l'accès reparut ce jour-là; mais, le traitement ayant été repris le lendemain, il disparut tout à fait.

Une fois les accès disparus, on continua toujours le traitement pendant huit jours au moins; dans tous les cas, les malades sortirent complétement guéris.

La lecture de ces observations fait connaître aussi

deux *desiderata* que nous ne devons pas passer sous silence :

1° Quelques-uns de ces malades sont sortis guéris de la fièvre, cela est vrai, mais ils avaient encore une rate un peu grosse et étaient anémiques ; il est probable qu'il eût fallu un temps plus long pour faire disparaître les deux phénomènes morbides, et on peut craindre que, dans ces cas, le traitement n'ait été insuffisant.

2° Cette durée de traitement a-t-elle été assez longue pour déraciner complétement la fièvre intermittente, et ne doit-on pas craindre qu'elle ne revienne plus tard ? Cela est possible ; mais il ne nous a pas été donné de conserver les malades malgré eux, de les traiter malgré leur volonté, lorsque, n'éprouvant plus aucun accident, ils se croyaient complétement guéris.

Ces *desiderata* sont vrais, mais il n'a pas été en notre pouvoir de les lever ; nous donnons les résultats que nous avons pu obtenir, et encore cela n'a-t-il pas été sans peine, l'établissement d'un traitement nouveau dans un service d'hôpital étant entouré de mille difficultés.

Les malades soumis par M. Becquerel à la médication hydrothérapique étaient des malades DE CHOIX ; les fièvres, contractées dans le Jura, le Loiret, la

Sologne, à Blois, en Afrique, étaient toutes des fièvres *opiniâtres et difficiles à vaincre*. A la vérité, M. Becquerel a bien voulu admettre deux FIÈVRES PARISIENNES ; mais ces fièvres avaient *un caractère prononcé de persistance et de gravité*, et n'avaient cédé ni au *repos*, ni à des *soins très-simples*, ni à *l'éloignement des causes productrices*, ni à des *doses minimes de sulfate de quinine*, ni même à des doses élevées de ce médicament, ni à des purgatifs ; en un mot, elles s'étaient montrées *opiniâtres et difficiles à vaincre*, ni plus ni moins que des FIÈVRES AFRICAINES.

M. Bégin voudra donc bien reconnaître qu'il y a eu *économie et opportunité* à traiter ces fièvres par la médication hydrothérapique. L'opportunité est d'autant moins contestable, que TOUTES ces fièvres, *opiniâtres et difficiles à vaincre*, ont été vaincues par l'eau froide.

M. Riboulet sera moins complétement satisfait que M. Bégin. Ici encore les FIÈVRES CIVILES l'emportent, et c'est à peine si l'on peut accorder à deux des fièvres choisies par M. Becquerel le titre de FIEVRES MILITAIRES ! — Mais attendons la fin ! M. Collin, dont nous allons bientôt reproduire le travail, aura peut-être été plus heureux que M. Becquerel.

En raison des difficultés inhérentes aux services des hôpitaux, l'administration des douches froides n'a pas toujours été très-méthodique ; *le succès n'en a pas moins été* CONSTANT, et les irrégularités du traitement ont montré que des douches froides, administrées *pendant l'accès,* peuvent modifier très-heureusement les phénomènes fébriles. A l'hôpital de la Pitié, comme à l'Établissement hydrothérapique de Bellevue, des douches froides, administrées *pendant le frisson,* ont arrêté l'accès, et n'ont produit aucun des accidents signalés par Currie (voy. p. 2, 3). Ces faits mettent en lumière la différence qui, au point de vue de l'action physiologique et curative, sépare les douches froides, d'une durée de 60 à 120 secondes, préconisées par M. Fleury, des affusions pratiquées par Currie (voy. p. 2), et des immersions, d'une durée de 5 à 15 minutes, mises en usage par Giannini (voy. p. 4).

Il est fâcheux que, dans les observations de M. Basset, les dimensions de la rate et du foie n'aient pas été déterminées par une mensuration rigoureusement exacte ; il est fâcheux que les effets directs, immédiats et consécutifs, des douches locales, des douches spléniques, n'aient pas été recherchés et indiqués ; il est plus fâcheux encore que les malades n'aient fait à l'hôpital qu'un séjour trop court ; — mais ces observations n'en sont pas moins concluantes, et elles justifient, de tout point, les assertions que nous avons émises dès 1848 (voy. p. 33-39).

Elles prouvent en effet :

Qu'une SEULE *douche* suffit souvent pour couper *définitivement* des fièvres périodiques, anciennes, ayant récidivé plusieurs fois et résisté au sulfate de quinine.

Que si deux, trois ou quatre douches sont nécessaires pour obtenir ce résultat, chaque douche rend l'accès suivant moins intense et moins long que l'accès précédent.

Que les douches froides ramènent graduellement la rate congestionnée à son volume normal.

Que les douches froides font rapidement justice de l'anémie, de la cachexie.

Enfin, que les douches froides constituent une véritable *médication antipaludéenne*, — et la plus efficace de toutes.

M. Basset, après avoir indiqué les différences matérielles qui existent entre les douches des hôpitaux et celles de l'Établissement de Bellevue, ajoute :

« Si nous avons réussi avec les éléments de traitement que nous avons eus à notre disposition, l'on aurait bien mieux réussi encore avec un outillage plus complet et des douches plus convenablement organisées. »

La question du *modus faciendi,* des instruments et du procédé opératoire, est en effet d'une grande importance, et elle devra être prise en sérieuse considération toutes les fois que l'on voudra rapprocher de résultats obtenus à Bellevue des faits recueillis ailleurs.

Pendant l'une des plus chaudes journées du mois de juillet de cette année, M. le D^r Monneret me disait qu'il prenait, à l'hôpital Necker, des douches froides quotidiennes d'une durée de cinq minutes.

« Des douches de CINQ MINUTES ! m'écriai-je ; vous n'en prendriez pas d'aussi longues ici !

— Pourquoi donc pas ?

— Voulez-vous essayer ?

— Volontiers. »

Au bout de moins d'une minute, M. Monneret demandait merci.

C'est que, abstraction faite des différences dans la dimension et dans la puissance des douches, l'eau de l'hôpital Necker avait une température de 20 à 22 degrés, tandis que l'eau de Bellevue était à 8 degrés.

Combien de malades, après avoir pris des douches aux Néothermes ou à la Samaritaine, soit pendant l'hiver, soit pendant l'été, ont été très-étonnés des sensations produites par les douches de Bellevue.

Une eau à une température à peu près *constante* de 7 à 8 degrés, telle est la première condition d'un bon traitement hydrothérapique.

# SUR L'HYDROTHÉRAPIE,

## Par E. COLLIN,

Docteur en Médecine de la Faculté de Paris,
Médecin des Salles militaires de l'hôpital de Billom,
Membre de la Société médicale de Clermont-Ferrand,
ancien Aide-Major au 3ᵉ Hussards.

## Du traitement hydrothérapique des fièvres intermittentes.

Au nombre des plus belles et des plus utiles découvertes thérapeutiques de ce siècle, se place certainement le traitement de la fièvre intermittente par les douches froides ; et rien ne manquera à la gloire de M. Fleury, pas même l'opposition systématique des hommes qui prennent à tâche de retarder, suivant la mesure de leurs forces, l'avénement de tout progrès scientifique qui n'émane point d'eux.

Je m'estimerais trop heureux, si les observations qui vont suivre pouvaient avancer, ne fût-ce que d'une heure, au profit de la science et de l'humanité, le triomphe de la cause que défend, avec tant d'énergie et de talent, l'illustre médecin de Bellevue.

Je n'ai plus à entrer dans des détails historiques que tout le monde connaît aujourd'hui, et je vais exposer d'emblée les faits qui se sont présentés dans ma pratique.

Obs. I. — *Fièvre intermittente quotidienne, ayant résisté au sulfate de quinine ; guérison après quatre jours de traitement.* — B..., du **12**ᵈ régiment d'artillerie, est âgé de **28** ans ; tempérament nerveux, bonne constitution ; il a joui d'une parfaite santé jusqu'à son entrée au service.

Le **1ᵉʳ** août 1856, il voit paraître sur la verge des chancres qui nécessitent, le **13**, son entrée à l'hôpital de Bourges ; le 3 septembre, les chancres ont disparu, mais le malade est pris d'une fièvre intermittente, type quotidien, contre laquelle on administre le sulfate de quinine à doses croissantes jusqu'à **1** gramme. La sortie est prononcée le **26** ; depuis deux jours, il n'y a plus de fièvre. B... part le **27** en chemin de fer. Il est pris, dans le wagon, d'un nouvel accès très-violent ; il arrive le **28** à Billom, où il se met immédiatement au lit, qu'il ne quitte que le **3** octobre pour entrer à l'hôpital.

On administre des purgatifs et le sulfate de quinine à la dose de 8 décigrammes.

Le **8**, la fièvre n'a pas reparu depuis quatre jours ; on donne la poudre de quina, et, le **12**, le malade demande et obtient sa sortie.

Le **14**, B... se présente à la visite ; il a eu pendant la nuit, vers deux heures, un accès très-violent.

Le **15**, nouvel accès à la même heure, et encore plus violent que celui de la veille. Je vois ce jour-là le malade et lui propose un traitement hydrothérapique, qu'il accepte avec joie, et qu'il commencera le lendemain.

*État actuel.* Le facies est fortement altéré, le teint pâle, les nuits sans sommeil, l'appétit presque nul, et les quelques aliments ingérés font éprouver au malade des douleurs très-vives ; tous les accès ont été marqués par un froid intense et une sueur plus considérable encore ; une céphalalgie violente se fait sentir pendant toute la journée.

Le foie ne présente rien d'anormal; la rate, dans son diamètre vertical, a 10 centimètres.

Rien du côté du cœur et des poumons.

Le 16. Huit heures du matin. B... a eu cette nuit un accès de fièvre dont le stade de sueur n'a point encore complétement disparu; aussi n'ose-t-il pas descendre à la douche, et ce n'est qu'encouragé par mes vives instances qu'il se soumet. — Douche en pluie et en jet, pendant quelques secondes seulement, et difficilement supportée.

Le soir, même traitement, supporté encore avec peine, malgré son peu de durée. La réaction se fait bien.

Le 17, l'accès a paru vers la même heure que les nuits précédentes (deux heures), mais la sueur a été moins abondante, le malade a pu dormir une heure environ. Les douches sont mieux supportées que la veille et la douche en jet est fortement dirigée sur la région splénique.

Le 18, vers trois ou quatre heures du matin, B... ne peut préciser, il a senti un léger frisson qui l'a éveillé; mais bientôt après il s'est rendormi jusqu'au matin.

Le 19, vers six heures du matin; il y a eu quelques bouffées de chaleur de courte durée.

La percussion montre que le diamètre de la rate est de 8 centimètres.

Depuis le 20 octobre jusqu'aujourd'hui 20 mars, la fièvre n'a pas reparu, et B... a repris l'embonpoint et l'aspect de santé qu'il avait avant sa maladie.


Cette fièvre, bien que née sous notre climat, résiste au sulfate de quinine, au quinquina, aux purgatifs; mais elle cède à l'hydrothérapie, et celle-ci justifie complétement ces paroles de M. Fleury :

«Dès la première douche, l'accès est moins intense et plus court; l'amélioration devient de plus en plus tranchée après chaque nouvelle douche, et enfin la fièvre est *définitivement* coupée. »

Obs. II. — *Fièvre intermittente tierce ; congestion chronique du foie ; troubles digestifs et nerveux ; anémie. Guérison.* — C..., appartenant au 12⁰ d'artillerie, est âgé de 30 ans ; tempérament nervoso-sanguin, bonne constitution ; il a joui d'une parfaite santé jusqu'à l'âge de 16 ans, époque à laquelle il a quitté sa famille pour aller habiter Lyon.

Dès son arrivée, il prend une uréthrite, qui devient chronique, résiste à tous les traitements qu'on lui oppose, et ne disparaît qu'après le retour du malade dans sa famille.

En 1846, nouvelle uréthrite ; deux mois de traitement. Copahu, injections au nitrate d'argent.

En 1849, uréthrite, chancres à la verge ; un an de durée, éruption de taches syphilitiques.

Traitement avec le proto-iodure de mercure.

En 1852, nouvelle uréthrite.

En 1853, nouveaux chancres à la verge, qui disparaissent sans traitement après un mois de durée.

En 1854, nouveau chancre, auquel le malade n'oppose que la tisane de salsepareille.

En 1855, C... voit tout à coup sa santé s'altérer rapidement ; les digestions deviennent difficiles et accompagnées de renvois fréquents ; l'appétit, d'abord capricieux, finit par disparaître presque entièrement, et le peu d'aliments ingérés détermine de vives douleurs. Bientôt des envies de vomir succèdent à chaque repas, quelque modique qu'il soit, accompagnées toujours de douleurs très-vives.

Vers le milieu de l'année 1855, C... est pris d'un accès de fièvre qui dure quinze heures, avec froid intense et sueur abondante ; deux jours après, survient un nouvel accès. Un médecin consulté fait prendre du sulfate de quinine, qui n'arrête la fièvre que pour quelques jours. Le malade entre alors à l'hôpital. La fièvre est tierce, les accès sont violents et d'une durée de dix-huit à vingt heures.

Vomitifs répétés, sangsues à l'épigastre, sulfate de quinine à haute dose.

Un soulagement momentané permet au malade de quitter l'hôpital; mais, la fièvre revenant bientôt, C... se gorge lui-même de sulfate de quinine *pendant plusieurs mois,* sans arriver au résultat qu'il attend. Découragé alors, et voyant sa fièvre revenir avec une ténacité désespérante, il abandonne tout traitement sérieux pour faire les mille remèdes que chacun lui donne, et il arrive jusqu'à boire, pendant un mois, un verre de son urine, chaque matin.

Cet antipériodique, d'un genre tout à fait nouveau, ne réussit pas mieux que les autres; cependant les accidents s'aggravent, l'appétit est complétement perdu, et il faut que C... se force pour prendre quelques aliments, qui le font toujours énormément souffrir. L'abdomen se tuméfie tellement, qu'il est obligé de faire élargir la ceinture de ses habits et de ses pantalons. C'est dans ces conditions que je vois le malade, qui m'est recommandé par son capitaine commandant, et que je lui conseille un traitement hydrothérapique, qu'il commence le 1er août 1856.

*État actuel.* Le facies est d'une pâleur légèrement ictérique et exprime la souffrance; la langue est saburrale, l'appétit nul, les digestions sont très-longues et très-douloureuses; des battements continuels se font sentir en différents endroits de l'abdomen et sont identiques aux battements du pouls. Pendant la digestion, les douleurs sont quelquefois tellement vives, que le malade est obligé de s'asseoir et de placer les mains fortement appuyées sur son ventre, pendant que le tronc est fléchi sur les cuisses; la constipation est opiniâtre, les urines souvent sédimenteuses, les forces musculaires ont diminué beaucoup, et le moindre travail est suivi d'une fatigue excessive. Le moral est fortement affecté; C... est regardé comme un *hypochondriaque* par ses camarades et par ses supérieurs, qui, précisément à cause de son état maladif et de ses excellents services antérieurs, excusent souvent des faits qui sans cela seraient sévèrement punis. Depuis quelques mois, le malade ressent souvent des maux de tête violents, qui sont suivis d'étourdissements et de vertiges.

Le foie est volumineux; le malade étant debout, il dépasse le rebord costal de trois travers de doigt et la ligne médiane de six. La rate ne me présente pas de dimensions anormales. Rien du côté des poumons; un léger bruit de souffle accompagne le premier temps du cœur.

La fièvre, qui pendant quelques mois n'avait paru que tous les huit ou dix jours, est redevenue franchement tierce; chaque accès est toujours de dix-huit à vingt heures, et laisse le malade dans un état d'affaissement physique et moral impossible à décrire.

Le 14 août. La fièvre a cédé dès les premières douches et n'a plus reparu depuis; les forces reviennent, l'appétit est bon, les digestions se font mieux, et le malade se trouve assez fort pour aller faire un voyage à Paris, où il est appelé par des affaires pressantes.

Le 26. C... me dit que pendant son séjour à Paris il s'est aussi bien porté que possible, et que les bénéfices de l'eau froide s'y sont fait sentir. Comme pèlerinage de reconnaissance, il a voulu aller visiter Bellevue, dont je lui avais souvent parlé.

Le 15 septembre. Le mieux est allé en augmentant; le malade, qui est aujourd'hui bien convaincu qu'il guérira complétement, ne se plaint que de battements qu'il ressent toujours dans le ventre. Le foie ne dépasse plus que de deux travers de doigt le rebord costal, et de deux et demi environ la ligne médiane. Le bruit de souffle a complétement disparu.

Le 15 octobre. Il serait impossible, en voyant C..., de croire qu'il a été aussi gravement malade; l'embonpoint est revenu, et cependant il a dû faire rétrécir ses pantalons et ses habits, devenus beaucoup trop larges. Les digestions sont bonnes, les aliments sont pris indistinctement; les selles sont régulières et faciles.

Le 15 novembre. Tous les symptômes relatés ont compléte-

ment disparu, le foie est revenu à ses limites normales. «Je me
porte parfaitement, me dit G... en quittant l'établissement, et de
toute ma maladie, il ne me reste plus que quelques battements
que je sens encore quelquefois dans le ventre.»

Cette fièvre est encore plus grave et plus rebelle
que la précédente; elle est accompagnée d'une congestion du foie, de troubles digestifs, d'un état général très-fâcheux.

L'hydrothérapie fait justice de tous les accidents,
et son action se manifeste d'une manière conforme
à la loi établie par M. Fleury :

La fièvre est coupée dès les premières douches,
le foie rentre graduellement dans ses limites physiologiques, et enfin l'on voit disparaître l'anémie, et par conséquent les troubles digestifs et nerveux.

Obs. III. — *Fièvre intermittente contractée en Crimée, et rebelle au sulfate de quinine et au quinquina ; guérison.* — Lal...,
du 12e régiment d'artillerie, est âgé de 30 ans; bonne constitution, tempérament lymphatico-sanguin, haute stature ; il a joui
d'une parfaite santé jusqu'à l'âge de 29 ans. Au mois d'août 1855,
il a été pris, en Crimée, d'une fièvre intermittente à type quotidien, et *dont les accès ont été parfaitement réguliers pendant
soixante-deux jours, malgré un traitement par le sulfate de
quinine et le quinquina.* Pendant quarante jours, il prit tous les
matins, vers huit heures, un paquet de 10 grammes environ de
quina, et à midi, du sulfate de quinine, à une dose qu'il ne peut
indiquer; pour tisane, de l'eau ferrée.

L... quitte la Turquie dans un état de prostration extrême ; douleurs erratiques, inappétence, transpirations abondantes pendant la nuit; affaiblissement général. Arrivé en France, la santé de L... paraît s'améliorer ; mais, après une route fatigante pour venir à Billom, il est repris de la fièvre et forcé d'entrer à l'hôpital de cette ville, le **11** avril.

La fièvre est enrayée après trois jours de traitement à l'aide d'un purgatif et du sulfate de quinine donné à haute dose. L... sort le **20**, et y rentre à nouveau le **8** mai.

Cette fois, comme la première, la fièvre résiste aux antipériodiques. Le malade demande sa sortie de l'hôpital le **21**, et vient, le **22**, commencer, à mon établissement, un traitement par les douches froides.

*État actuel.* Le facies est celui de la cachexie paludéenne ; l'amaigrissement considérable, les digestions pénibles; le tronc est légèrement incliné en avant, les forces presque nulles.

Le foie ne présente rien d'anormal, mais le diamètre de la rate est de **12** centimètres.

L'accès de fièvre revient périodiquement tous les soirs, vers huit heures.

Douche générale en pluie et en jet, celle-ci étant spécialement dirigée sur la région splénique.

Le **23**, la fièvre a été retardée de trois heures, et le stade de sueur bien moins marqué que d'habitude. Même traitement deux fois dans la journée.

Le **25**, un léger frisson, survenu au milieu de la nuit, a marqué seul le moment de la fièvre.

Le **26**, plus de fièvre.

Je fais continuer jusqu'au **28** le traitement, par mesure de précaution. La rate a repris ses dimensions normales, et depuis cette époque jusqu'aujourd'hui L... s'est parfaitement porté et n'a plus eu le plus léger accès fébrile.

Ici la fièvre est née en Crimée, et c'est la rate qui présente une hypertrophie considérable; la maladie résiste au quinquina, aux purgatifs, au sulfate de quinine à haute dose : deux douches la font disparaître sans retour.

Obs. IV. — *Fièvre intermittente ; épistaxis répétées ; anémie. Guérison.* — G..., âgé de 16 ans ; taille, 1 mètre 41 centimètres ; tempérament lymphatique. A 6 ans, il a été pris de fièvre intermittente, contre laquelle on a administré le sulfate de quinine. Depuis cette époque jusqu'à 14 ans, la fièvre est revenue chaque année et a toujours été arrêtée par le sulfate de quinine ou le quina; la santé cependant a toujours été assez mauvaise pendant l'intervalle des accès.

A 14 ans, aux accès de fièvre, succèdent des épistaxis abondantes, à intermittences assez franches, et affaiblissant considérablement le jeune malade. Plusieurs poudres, dont on ignore le nom, ont été administrées sans résultat. Je vois cet enfant le 6 septembre, en allant donner des soins à sa mère ; il est complétement anémique, ses forces sont presque nulles, ce qui lui attire les mauvais procédés d'enfants bien plus jeunes que lui ; il suffit de le pousser légèrement pour amener une chute. Je prescris du quinquina, des préparations ferrugineuses; les épistaxis sont arrêtées pendant un mois, mais la céphalalgie persiste.

*État actuel.* A son arrivée à Billom, le 3 janvier 1857, cachexie paludéenne, anémie, débilité extrême, bruit de souffle dans les gros vaisseaux; le moindre faux pas le fait tomber; inappétence, insomnie accompagnée d'une céphalalgie plus violente encore que pendant le jour, et augmentant à l'approche des variations atmosphériques. Dyspnée intense, qui, par le temps de brouillard, se change en une véritable suffocation.

Le foie ne présente rien d'anormal.

La rate a 12 centimètres.

Douche générale en pluie et en jet.

Le 7 janvier, il n'y a plus d'épistaxis, l'appétit est bon, la céphalalgie est moins intense.

Le 15, l'appétit est excellent, pas d'épistaxis, la céphalalgie n'existe plus, les forces reviennent.

Le 3 février. La rate a repris ses dimensions normales, la santé est excellente. Plusieurs fois cet enfant est allé voir son père à Tuilhat ; il se trouve très-fort, et me promet bien de ne plus être à l'avenir le jouet de ses camarades.

L'hydrothérapie fait justice non-seulement d'une fièvre ancienne et rebelle, mais encore d'épistaxis intermittentes, répétées, et elle témoigne de son action reconstitutive en faisant disparaître l'anémie et l'asthénie, produites par les hémorrhagies et par l'intoxication paludéenne.

Obs. V. — *Fièvre intermittente grave datant de trois ans ; nombreuses récidives. Guérison.* — Annette G..., âgée de 39 ans; bonne constitution, tempérament nervoso-sanguin; réglée à 16 ans. De 9 à 12 ans, Annette G... a fait une maladie grave, dont elle ne se rappelle pas le nom, non plus que celui des remèdes nombreux, tant externes qu'internes, qu'on lui a fait prendre. De 12 à 23 ans, santé parfaite. Annette G... se marie à 23 ans, et quitte la montagne pour venir habiter Tuilhat, situé sur un terrain bas et habituellement humide.

A 24 ans, première couche heureuse; à 27 ans, deuxième couche.

A 28 ans, pendant le mois de juin, vers sept heures du soir, Annette G... est prise d'un accès de fièvre qui débute par un frisson violent, avec claquement des dents, dont la durée est de plusieurs heures, et qui se termine par une sueur abondante.

Des accès pareils aux premiers se renouvellent tous les soirs, à sept heures, et ne se terminent complétement que vers dix heures du matin. Un médecin consulté fait prendre 42 pilules de sulfate de quinine. Les accès sont arrêtés pendant trois semaines, mais reviennent alors, quoique moins intenses. Cet état persiste pendant un an. La fièvre alors devient tierce, de quotidienne qu'elle était, et, après avoir épuisé inutilement tous les moyens médicaux, Annette G... a recours à tout ce que peuvent lui conseiller les bonnes femmes et les charlatans. Un maréchal-ferrant des environs de Courpière lui fait avaler, pendant le stade de sueur, un grand verre d'eau glacée!! La malade faillit en mourir. Une autre personne lui fait avaler un verre de vinaigre dans lequel on a fait dissoudre une poignée de sel marin, etc. etc. La fièvre ne continue pas moins à paraître *pendant deux ans* avec le type tierce.

Après ces trois années, les accès disparaissent tout à coup, mais laissent à leur place une céphalalgie violente, contre laquelle tous les remèdes employés restent sans résultat. De temps à autre, de loin en loin, quelques accès paraissent encore, mais sans une intermittence franche. Les forces diminuent, la malade ne peut pas gravir un escalier ou marcher quelques instants sans être prise de suffocation ou de perte de connaissance. Les règles deviennent irrégulières, peu abondantes, et disparaissent enfin, le 1er septembre 1856, pour ne plus revenir.

A cette époque, la malade est prise d'accès quotidiens qui deviennent bientôt subintrants; la céphalalgie est tellement violente que la malade est convaincue que des vers lui rongent le cerveau.

Je suis appelé le 6; je prescris le sulfate de quinine à la dose de 8 décigrammes pendant plusieurs jours, et la poudre de quina devra suivre l'administration de la quinine. Après vingt-quatre heures, la fièvre est arrêtée, la céphalalgie seule persiste. Quinze jours après, les accès reviennent avec le type tierce. Nouvelles doses de sulfate de quinine et de quina, et je conseille à la malade un traitement hydrothérapique qu'elle promet de venir suivre aussitôt qu'elle pourra sortir de son lit; mais elle en est charitablement détournée. La fièvre cède encore au sulfate de quinine, et la malade reste à Tuilhat, n'éprouvant plus que quelques bouffées de chaleur et un mal de tête assez violent.

Le 6 décembre, le mari de la malade vient en toute hâte me

prier d'aller voir sa femme, qui se meurt. Il me dit que les accès de fièvre sont revenus depuis le 1er du mois, et que chaque jour ils sont plus violents et accompagnés de délire. Je trouve la malade à la fin d'un accès; la fièvre est subintrante, accompagnée de délire; la face est vultueuse, le pouls à 130. La moindre cuillerée de liquide ne peut être supportée. Je fais administrer du sulfate de quinine en lavement, et j'applique des ventouses à la région splénique, qui est douloureuse à la pression.

Le lendemain je vois la malade; elle est en pleine connaissance; l'accès est moins violent. Elle me dit que les ventouses appliquées hier lui ont fait le plus grand bien, et elle me promet bien cette fois, si elle peut sortir de son lit, de ne plus écouter les personnes qui l'ont empêchée de suivre le traitement par l'eau froide, qui, lui ai-je dit, doit la guérir radicalement.

Le 25, Annette G... commence à se lever.

Le 3 janvier, on lui fait un lit sur un char et on la transporte à Billom.

*État actuel*. Faiblesse musculaire excessive, crampes fréquentes le long de la colonne vertébrale et dans les membres supérieurs et inférieurs; la face présente tous les caractères de la cachexie paludéenne; des frissons quotidiens surviennent chaque soir; l'appétit est nul; les nuits se passent sans sommeil; la céphalalgie est toujours aussi violente que par le passé.

La rate a 7 centimètres ½.

Le foie dépasse d'un travers de doigt le rebord costal.

Le poids du corps est de **48** kilogr. ½.

Douche en pluie et en jet bien supportée.

Le **15** janvier. La céphalalgie et les frissons n'existent plus; l'appétit est revenu, les digestions se font bien, le sommeil est réparateur.

Le poids du corps est de 51 kilogr. ½.

Le **16**. Les règles ont paru le **22** (*il y avait aménorrhée complète* depuis le 1er septembre); elles ont cessé le **25**. La santé est excellente.

Le poids du corps est de **53** kilogr. ½.

Le 3 février, Annette G... quitte l'établissement en parfaite santé.

Il serait difficile de citer une observation plus concluante en faveur des doctrines de M. Fleury.

Voici une fièvre qui existe depuis trois ans, qui résiste au traitement le plus énergique et le plus méthodique par le sulfate de quinine et le quinquina; qui, en raison de ses nombreuses récidives, finit par jeter la malade dans un état fort grave d'anémie et de cachexie; qui enfin touche au caractère pernicieux.

Quelques jours de traitement méthodique font justice de la fièvre; le vingt-deuxième jour, on voit apparaître les règles, supprimées depuis cinq mois; au bout d'un mois, la guérison est complète, et le poids du corps a augmenté de 5 kilogrammes.

Obs. VI. — *Fièvre intermittente grave, ayant résisté au sulfate de quinine et au quinquina; guérison.* — La femme B... est âgée de 57 ans; tempérament bilioso-nerveux; réglée à 18 ans, la ménopause a eu lieu à 44. A 40 ans, vaste abcès à la partie inférieure de la jambe, causé par l'introduction d'un corps étranger; déformation de l'articulation tibio-tarsienne.

Environ six mois après, une violente douleur se fait sentir au genou du même côté, accompagnée d'une tuméfaction considérable, et qui nécessite des raies de feu et une saison aux bains de Saint-Nectaire. Depuis cette époque, la femme B... a été souvent retenue au lit, pendant un temps plus ou moins long, par une fièvre très-forte, prenant souvent un caractère intermittent, et accompagnée d'un froid intense, de sueurs abondantes et de suffocations.

Depuis le commencement de la maladie, plusieurs médecins ont été consultés; des applications de sangsues ont été faites au creux de l'estomac; le sulfate de quinine a été administré en pilules, et toujours sans résultat.

Le 24 février 1856, je vois la malade, que je trouve en proie à un accès de fièvre très-violent et sur son déclin. La langue est saburrale et rouge sur les bords, la peau brûlante; le pouls fort, plein et très-fréquent; céphalalgie intense, mais bien moindre cependant depuis l'arrivée de la sueur. La malade me dit que des redoublements ont lieu chaque jour, mais à des heures peu fixes; l'apyrexie est accompagnée d'une faiblesse extrême; légère douleur à la région splénique.

Je prescrivis une purgation à la magnésie et 16 décigrammes de sulfate de quinine à prendre en deux jours; la femme B... prendra, les jours suivants, 10 grammes de poudre de quinquina jaune.

Je ne revois pas la malade jusqu'aux premiers jours du mois de mai. Depuis ma dernière visite, à l'exception de la semaine qui l'a suivie, et pendant laquelle il y a eu un peu de mieux, la santé a toujours été mauvaise et les accès de fièvre fréquents; les forces sont allées en diminuant, et depuis quinze jours la femme B... ne quitte pas le lit. Les paroxysmes fébriles sont accompagnés d'une suffocation extrême, qui pousse la malade à porter à chaque instant ses mains à son cou, comme pour y enlever l'obstacle qui s'oppose à la respiration. L'appétit est nul, l'amaigrissement extrême, et c'est à peine si la malade peut supporter sa translation d'un lit à un autre.

La foie et la rate ne présentent aucune dimension anormale; rien du côté du cœur ni des poumons. Je prescris encore des antispasmodiques et des fébrifuges, le tout sans résultat.

Le 20 mai, je conseille à la malade un traitement hydrothérapique, que je commençai sur-le-champ par une friction avec le trap mouillé, et elle s'y soumet sans balancer, ce *traitement,* dit-elle, devrait-il la tuer!

Séance tenante, je fais apporter de l'eau froide, et j'y plonge un drap, et après l'avoir fortement exprimé, je me dispose à le lui jeter sur les épaules !... C'est alors que tous les parents présents à ma visite poussent des cris !... «Quel malheur d'être allé chercher ce médecin ! dit un des enfants. —Il va tuer ma mère !» s'écrie l'autre. Mais, comme la malade persiste dans sa détermination, tous les assistants se retirent presque furieux et m'abandonnent avec ma patiente, qui trouve en ce moment assez de force pour se lever et se tenir debout, appuyée contre le pied du lit.

J'avoue que ma position était embarrassante, et j'ai réfléchi souvent depuis à la responsabilité qui aurait pesé sur moi si un accident fût arrivé, quoique tout à fait indépendant de la médication. Fort de ma conviction, je mis habit bas et frictionnai vigoureusement pendant une minute environ. La réaction s'opéra très-bien; je remplaçai le drap mouillé par un drap sec, fis de nouvelles frictions, et les parents, seulement alors, voulurent bien rentrer dans la chambre, tous surpris de voir que la malade existait encore, et qu'elle leur disait se trouver bien mieux qu'avant les frictions.

J'obtins, avant de partir, et non sans peine, que deux fois par jour le drap mouillé serait renouvelé, et la femme B... me promit de se faire transporter à mon établissement aussitôt qu'elle le pourrait.

Le 2 juin, j'apprends que la femme B... est beaucoup mieux, qu'elle a pu sortir de sa maison et aller voir une voisine.

Le 9, elle peut se faire placer sur un char, et arrive à Billom.

*État actuel.* Depuis les frictions en drap mouillé, les accès de fièvre ne sont plus marqués chaque jour que par de légers frissons et un peu de moiteur à la peau; les suffocations ne se font sentir qu'à de rares intervalles, et sont d'une intensité bien moindre. L'appétit est encore faible et les forces reviennent lentement.

La rate ne présente pas de dimensions anormales, mais il y a toujours un peu de douleur dans la région splénique.

Un chapelet de ganglions engorgés tapisse les aines et la partie supérieure des cuisses.

J'administre une douche d'une demi-minute, qui est bien supportée.

Le 14, une amélioration très-grande a eu lieu déjà; la fièvre a complétement disparu, les suffocations n'ont eu lieu qu'une seule fois; l'appétit revient, et avec lui l'espoir d'une guérison prochaine.

Le 22. « Je n'ai jamais tant mangé que maintenant, » me dit la femme B..., dont la figure reprend l'aspect de la santé. La fièvre n'a pas reparu; les ganglions engorgés ont diminué de moitié, et de toutes mes malades elle est celle qui vient à la douche avec le plus de plaisir, et qui encourage les nouvelles arrivées en se donnant comme exemple de succès.

Le 7 juillet. La malade est allée hier passer la journée du dimanche au milieu de sa famille, et est revenue ce matin à pied, comme elle y était allée; le village qu'elle habite est distant de Billom d'environ 4 kilomètres. L'engorgement des glandes a complétement disparu.

Le 9, malgré le conseil que je lui donne de continuer son traitement, la femme B... quitte l'établissement dans un état de santé qu'elle n'avait plus depuis dix-sept ans.

Le 8 mars 1857. J'ai vu aujourd'hui la femme B..., dont la santé ne s'est pas démentie, et qui est venue me conduire un de ses enfants, atteint aussi de fièvre intermittente; ce sera, j'en suis convaincu, un nouveau succès à enregistrer.


Ces observations sont bien dignes de fixer l'attention des praticiens, et elles justifient, de la manière la plus complète, les conclusions par lesquelles M. Fleury terminait le mémoire qu'il a publié dans les *Archives générales de médecine*, dès 1848.

Nous n'avons rien à ajouter aux réflexions dont M. Collin a fait suivre chacune de ses observations ; nous constaterons seulement que sur six fièvres *opiniâtres et difficiles à vaincre,* traitées et guéries par la médication hydrothérapique, l'on compte trois *fièvres militaires.*

M. Riboulet pourra donc cette fois partager, sans aucun scrupule, la satisfaction de M. Bégin.

«Nos grands hôpitaux militaires, a dit M. Bégin (voyez p. 80, 81), sont pourvus de tout ce qui est nécessaire aux traitements de ce genre (par l'eau froide); les médecins traitants ont une entière latitude pour employer les moyens divers que l'administration et les règlements mettent à leur disposition : l'*on n'attend que* LA CONSTATATION SUFFISANTE *des avantages attribués à ce système pour le mettre en usage.*»

Je demande si DIX ANNÉES *de succès constants* ne sont pas une *constatation suffisante.*

Je demande ce que l'on attend encore pour mettre en usage, dans nos grands hôpitaux militaires, le traitement hydrothérapique des fièvres intermittentes.

Depuis plusieurs années, le traitement hydrothérapique des fièvres intermittentes a été expérimenté par un grand nombre de médecins; nous savons que M. le D<sup>r</sup> Collette, médecin de l'hôpital de Belfort; que M. le D<sup>r</sup> Sergeant, médecin de l'hôpital de Pontchartrain; que M. le D<sup>r</sup> Hotlau, lui doivent de remarquables succès.

Dans un intérêt de science et d'humanité, nous adjurons nos confrères des départements et de l'étranger de publier leurs observations, et de fournir des éléments à l'enquête qui, seule, peut et doit aujourd'hui assurer le triomphe de la vérité.

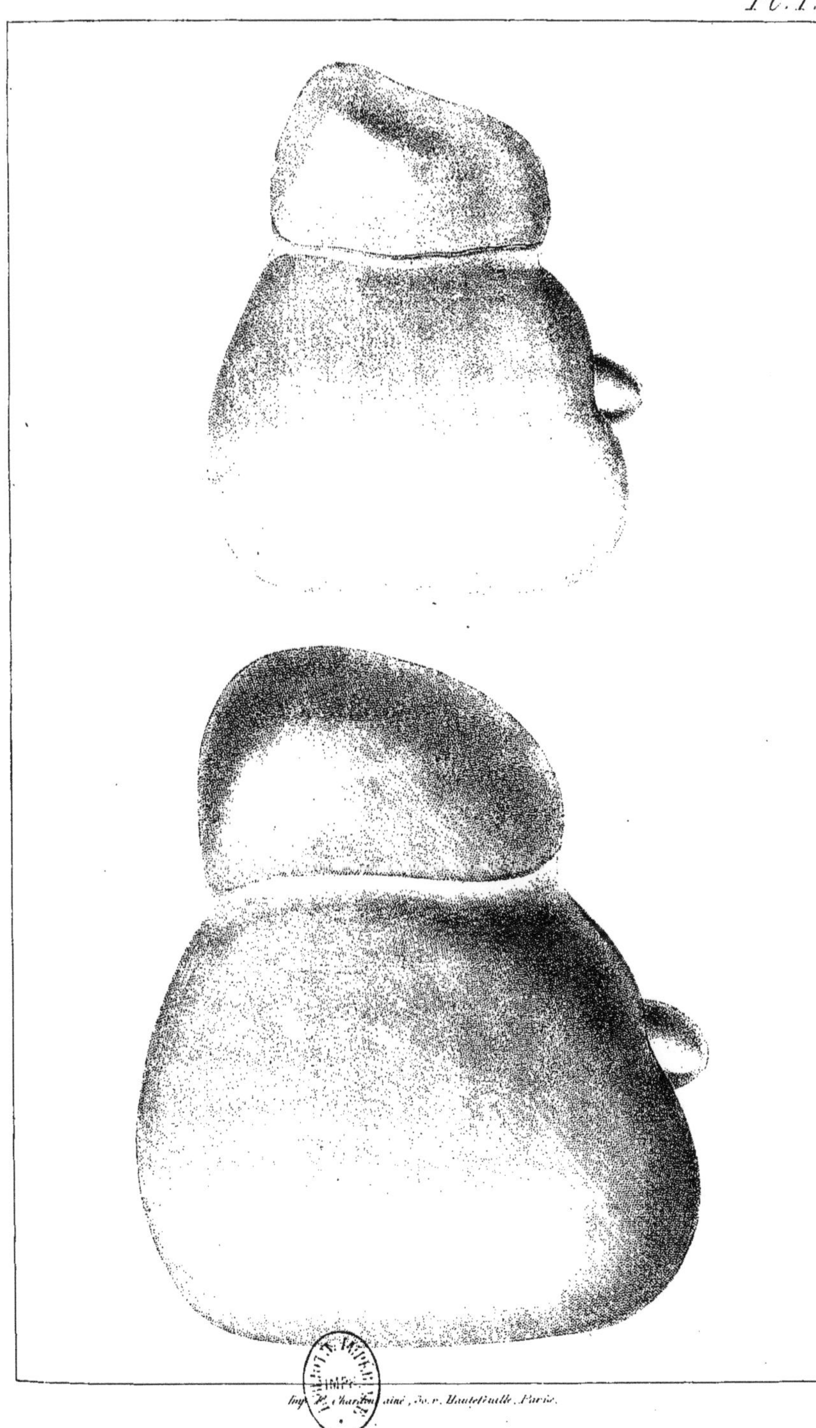

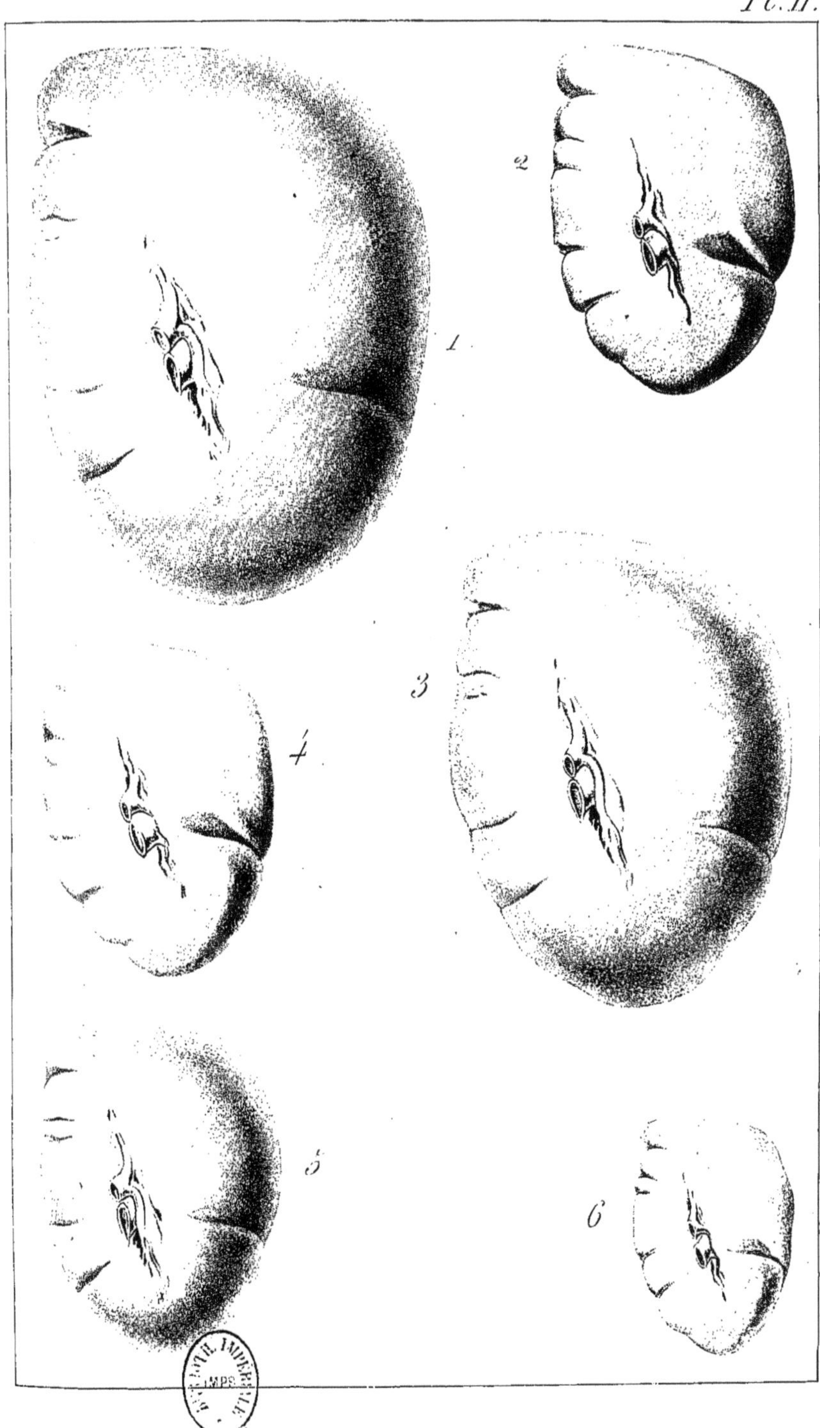